AF327991

LOS ESTRÓGENOS

TERAPIA HORMONAL SUSTITUTIVA

LILA E. NACHTIGALL
JOAN RATTNER HEILMAN

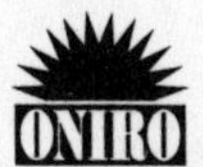

ONIRO

Título original: *Estrogen*
Publicado en inglés por HarperCollins Publishers Inc.

Traducción y revisión de la doctora Bibiana Lienas

Diseño de cubierta: Imagen Gráfica Estudio

Distribución exclusiva:
Ediciones Paidós Ibérica, S.A.
Mariano Cubí 92 - 08021 Barcelona - España
Editorial Paidós, S.A.I.C.F.
Defensa 599 - 1065 Buenos Aires - Argentina
Editorial Paidós Mexicana, S.A.
Rubén Darío 118, col. Moderna - 03510 México D.F. - México

ISBN: 84-95456-75-3
Depósito legal: B-33.653-2001

Impreso en Hurope, S.L.
Lima, 3 bis - 08030 Barcelona

Impreso en España - *Printed in Spain*

Índice

Capítulo 1

Estrógenos: ¿es conveniente tomarlos?

Si no sabe qué decisión tomar con respecto a seguir un tratamiento con estrógenos después de la menopausia, si se pregunta si los necesita en realidad o si son medicamentos inocuos, sepa que sin duda no es la única. Hoy día, el tratamiento de sustitución hormonal suscita un notable desconcierto y confusión en multitud de mujeres e incluso en un buen número de médicos.

¿Se puede atribuir a la carencia de estrógenos la mayoría de las molestias leves y los problemas más importantes de salud que se presentan en la menopausia? ¿Es el tratamiento de sustitución hormonal la forma más eficaz de proteger a los huesos frente a los estragos de la osteoporosis? ¿Es el único modo de preservar su vida sexual? ¿Puede conservar más jóvenes y saludables sus arterias? ¿Viven las mujeres que los utilizan durante más tiempo que las que no utilizan estrógenos? ¿Evitan o alivian las infecciones urinarias y vaginales inexorables? ¿Mantendrá su piel más joven y firme? ¿Es el mejor método para eliminar los sofocos, insomnio, sensaciones cutáneas extrañas y los otros síntomas desagradables de la menopausia?

Incluso si la respuesta a todas estas preguntas es afirmativa, ¿vale la pena seguir este tratamiento? ¿Es inocuo? o, por el contrario, ¿produce efectos secundarios? ¿No puede ser una causa de cáncer o de otras terribles enfermedades? ¿Es preciso tomar medicamentos que no son absolutamente necesarios? ¿Se puede prescindir de este tratamiento? En otras palabras, ¿es necesario tomar estrógenos o no?

En este libro se proporcionan las informaciones científicas más actuales disponibles hoy día sobre la terapia hormonal sustitutiva (THS) y lo que los estrógenos pueden hacer y no pueden hacer por usted. Describiremos sus beneficios, sus efectos secundarios y sus posibles problemas. También encontrará información sobre todas las terapias alternativas disponibles, naturales y de otro tipo, si decide no tomar estrógenos. Se describirán todos los medicamentos nuevos no hormonales que contribuyen a la formación de hueso y a prevenir la osteoporosis, así como las hormonas que funcionan como antiestrógenos en algunas partes del cuerpo y como los estrógenos en otras regiones de nuestro cuerpo, de modo que podrá comparar sus beneficios.

Y lo que es más importante todavía, le proporcionaremos información sobre todos los acontecimientos de la menopausia y las transformaciones y cambios que tienen lugar en su cuerpo con la pérdida de la fuente primaria de hormonas femeninas, la función ovárica.

Cuando conozca todos los hechos y la información disponible, podrá tomar su propia decisión informada sobre si los estrógenos son apropiados para usted y si desea seguir este tratamiento.

Seguir un tratamiento con estrógenos sin riesgos

En este libro se describe información detallada sobre *cómo* tomar los estrógenos, si los necesita y desea hacerlo, de modo que no tendrá que preocuparse de su salud futura. La THS ha cambiado radicalmente en los últimos años. Hoy en día, es un tratamiento con muy pocos riesgos. En realidad, es *mejor* que inocuo. Tomar los estrógenos del modo adecuado, combinados con progesterona, la segunda hormona femenina más importante, *no* aumentará sus probabilidades de desarrollar un cáncer de útero sino que la protegerá *frente* a este tipo de cáncer. Además, reducirá a la mitad su riesgo de enfermedades cardíacas y prevendrá la osteoporosis, la enfermedad de los huesos quebradizos, que se fracturan con facilidad. Todas las pruebas acumuladas hasta hoy ponen de manifiesto que los estrógenos retrasan o previenen el desarrollo de la enfermedad de Alzheimer y mejoran la pérdida de memoria relacionada con la edad. Además, los estrógenos previenen la degeneración macular senil, una enfermedad de los ojos que puede ser causa de ceguera, al igual que el inicio de las cataratas. Y lo que es más importante aún, de acuerdo con los expertos más eminentes en este campo, los estrógenos *no* le harán correr un mayor riesgo de desarrollar un cáncer de mama.

¿Quién se lo está diciendo?

Como médico, cada año visito a miles de mujeres menopáusicas, al igual que a mujeres más jóvenes con problemas hormonales. Como científica, durante las últimas tres décadas he participado en la investigación de prácticamente casi cada nuevo medicamento desarrollado como tratamiento hormonal sustitutivo de la menopausia.

Soy endocrinóloga de la reproducción, una especialista en hormonas femeninas. También soy profesora de obstetricia y ginecología del New York University Medical Center, uno de los centros médicos más prestigiosos del mundo, al igual que directora del programa NYU Medical Center Women's Wellness. Durante 25 años fui directora del New York's Goldwater Memorial Hospital donde dirigí el equipo que llevó a cabo el primer estudio prospectivo a largo plazo sobre los efectos del tratamiento hormonal sustitutivo en la salud de las mujeres.

Todo esto no significa que lo conozca todo sobre los estrógenos, pero quiere decir que estoy al día de todo lo que hay que saber sobre este tratamiento. Estos conocimientos son los que yo misma y la coautora de este libro, una experta escritora sobre temas de salud, deseamos compartir con las lectoras.

Antes que nada, deseamos mencionar que no tenemos ningún compromiso con los múltiples laboratorios farmacéuticos ni intereses económicos en ningún producto. Por consiguiente, la información presentada en este libro es lo más honesta e imparcial posible desde un punto de vista científico.

El miedo a los estrógenos: ¿es lógico?

Tanto los médicos como las mujeres que me consultan como especialista en hormonas femeninas desean información sobre la menopausia y los estrógenos. No pasa un solo día sin que al menos cinco personas me pregunten cuál es mi postura con respecto al tratamiento de sustitución hormonal.

Cada semana visito a numerosas mujeres desesperadas y preocupadas por los síntomas de la menopausia y por las molestias que les causan los cambios físicos, lo que las hace sentir tan mal que no pueden funcionar normalmente y afrontar las actividades de la vida diaria. Sin embargo, sus amigos, parejas u otros conocidos les advierten a cada momento de que tengan cuidado con los estrógenos, con comentarios como «pueden provocarte cáncer» e incluso sus propios médicos a menudo carecen de respuesta a sus numerosas preguntas.

Cuando Anne G. acudió por primera vez a mi consulta unos seis meses después de la retirada de la menstruación, experimentaba de treinta a cuarenta sofocos de día y de noche. Asimismo, presentaba un insomnio rebelde y ninguna noche podía dormir de un tirón. Por otra parte, sufría palpitaciones alarmantes, y puesto que experimentó una menopausia precoz, a los cuarenta y un años, y era de complexión pequeña, era una candidata ideal para desarrollar osteoporosis. También tenía más probabilidades de desarrollar una enfermedad de las arterias coronarias, con el consiguiente riesgo de infarto y de perder su capacidad para mantener unas relaciones sexuales normales a los cincuenta y cinco o sesenta años, porque serían demasiado dolorosas como consecuencia de los efectos deletéreos que provoca en la vagina la pérdida de estrógenos.

Sin embargo, le asustaba la posibilidad de tomar estrógenos. «No, no quiero tomarlos. Pueden producir cáncer.»

Lo que la paciente no sabía es que si el tratamiento con estrógenos se sigue de manera adecuada, las mujeres tienen *menos* probabilidades de padecer un cáncer que antes. La incidencia de cáncer uterino es significativamente *más baja* entre mujeres tratadas con estrógenos, mientras que la incidencia de cáncer de mama probablemente no se afecta ni de un modo ni del otro. Y lo que es más importante, de acuerdo con un estudio reciente de la American Cancer Society, entre mujeres que toman THS también se reduce el riesgo de cáncer de colon fatal.

Como promedio, las mujeres que siguen un THS muestran una tendencia a vivir más tiempo que las otras mujeres. Sus huesos son más fuertes y resistentes, sus arterias son más saludables, sus niveles de colesterol LDL, el malo, son más bajos, sus niveles de colesterol HDL, el bueno, son más altos y padecen un menor número de infartos de miocardio o de apoplejías.

Los médicos han descubierto que las arterias de estas mujeres incluso parecen tener una mayor capacidad para disolver los coágulos sanguíneos potencialmente peligrosos, puesto que pueden ser causa de un infarto de miocardio o una apoplejía.

EN LA ACTUALIDAD UN NÚMERO CADA VEZ MAYOR DE MUJERES TOMAN ESTRÓGENOS

En la actualidad los estrógenos están indicados incluso en las mujeres que antiguamente no podían tomar estas hormonas porque podían agravar una dolencia preexistente como una enfermedad de la vesícula biliar, el hígado, algunos tipos de hipertensión arterial y diversos problemas de la coagulación de la sangre. La razón de ello es que los efectos secundarios que producen los estrógenos sobre estas enfermedades cuando se administran por vía oral desaparecen cuando el tratamiento se administra por medio de un parche transdérmico, que libera los estrógenos a través de la piel hasta la sangre, evitando el sistema digestivo.

Por consiguiente, los estrógenos sólo están contraindicados en un reducido número de mujeres: son las mujeres que sufren un cáncer de mama dependiente de estrógenos.

¡DEJE DE PREOCUPARSE!

Hoy día, el consenso entre la mayoría de los expertos, entre los que me incluyo, es que si una mujer necesita los beneficios de los estrógenos después de la menopausia, sin duda debe seguir este tratamiento y no preocuparse de nada. Si una mujer menopáusica presenta síntomas y cambios corporales importantes que le impiden un funcionamiento normal, debe sobreponerse a este temor infundado y seguir el tratamiento hormonal sustitutivo. Si sigue las directrices que se describen a lo largo del libro, los estrógenos no le resultarán perjudiciales y mejorarán espectacularmente su salud y su calidad de vida.

No todas las mujeres necesitan un tratamiento hormonal sustitutivo

Aunque actualmente el tratamiento hormonal sustitutivo carece de riesgos prácticamente para todas las mujeres, esto no significa que esté indicado en todos los casos después de la menopausia. Muchas mujeres no lo necesitan y algunas no lo seguirán aunque lo necesiten. Otras pueden arreglárselas sin él, quizás con la ayuda de los remedios alternativos descritos en este libro. Algunas sólo requerirán un tratamiento breve con estrógenos, justo el tiempo suficiente para que su cuerpo se adapte a los cambios de los niveles hormonales que tienen lugar durante la menopausia. Otras pueden necesitar un tratamiento durante años e incluso indefinido si quieren gozar de una vida plenamente activa y saludable.

Anne G., la paciente que he mencionado previamente, es un excelente ejemplo de una mujer que probablemente deberá seguir el tratamiento hormonal sustitutivo durante muchos años debido a sus mayores probabilidades de desarrollar las consecuencias de mayor gravedad de la deficiencia de estrógenos. Dado que es de complexión pequeña, su menopausia ha sido precoz y por su historia familiar tiene muchas posibilidades de desarrollar osteoporosis, enfermedades cardíacas y problemas sexuales de gravedad, está indicado un tratamiento de sustitución con estrógenos, que contrarrestará todos estos riesgos para la salud.

Sin embargo, otra paciente mía, Jennifer J., cuyos huesos se conservaban fuertes y resistentes porque no había perdido masa ósea, según demostraron los diferentes exámenes de densitometría ósea, y no tenía una historia familiar de enfermedades cardíacas, degeneración macular o enfermedad de Alzheimer, sólo necesitaba estrógenos durante unos pocos años hasta que remitieran sus sofocos y su insomnio, sus dos síntomas principales de la menopausia. Después, podía arreglárselas utilizando ocasionalmente una crema vaginal a base de estrógenos (una forma tópica de THS) para mantener su funcionalidad sexual.

Por otra parte, Gloria F. tomó la decisión de no seguir un tratamiento con estrógenos. Sus síntomas de menopausia, como los sofocos, eran tan leves que apenas los notaba. Tuvo la menopausia a los cincuenta y nueve años, por lo que era poco probable que desarrollara una osteoporosis sintomática o una enfermedad cardíaca a una edad temprana. Y como viuda y sin pareja, no le preocupaba demasiado su vida sexual.

Piense en ello

Es preciso que considere seriamente un tratamiento hormonal sustitutivo si usted y su médico no han encontrado otra forma de afrontar eficazmente los problemas descritos a continuación.

Síntomas graves

Aproximadamente un 75 % de mujeres experimentan síntomas menopáusicos durante como mínimo un año o dos, y en ocasiones durante más tiempo. Estos síntomas incluyen sofocos u oleadas de calor, noches de insomnio, sensaciones cutáneas extrañas, fluctuaciones del humor y palpitaciones. Para algunas mujeres, estos síntomas son insignificantes. Para otras, son soportables, pero para una gran mayoría son tan preocupantes que llegan a hacer que su vida sea muy penosa.

Si experimenta síntomas menopáusicos de la gravedad suficiente como para que afecten sus actividades de la vida diaria, le sugiero que se haga cargo de la situación. Carece de sentido sufrir, pensar que no se tiene otra alternativa cuando dispone de un tratamiento muy eficaz a mano. Es usted una excelente candidata para un THS y, hoy día, a menos que haya padecido un cáncer de mama dependiente de estrógenos, no existe ninguna razón para que no tome esta hormona, aunque sólo sea durante un breve período de tiempo. Si lo desea, pruebe primero los remedios alternativos (véase el capítulo 6), pero recuerde, si no funcionan, que todavía no hay ningún descubrimiento en este campo que pueda compararse con la eficacia de los estrógenos para aliviar dichos síntomas. En el capítulo 7 encontrará más información sobre cómo funcionan.

OSTEOPOROSIS

Cuatro de cada diez mujeres desarrollan una osteoporosis sintomática. Si forma parte de este grupo, o tiene una historia familiar (su madre, tía o abuela) de esta enfermedad, es esencial que siga un tratamiento hormonal sustitutivo. Uno de los efectos más importantes de la disminución de la secreción de estrógenos después de la menopausia es la pérdida de masa ósea, que puede dar lugar a fracturas óseas con mucha facilidad y que es responsable de la delicada situación de las mujeres de edad avanzada de las que seguramente habrá oído hablar y que han experimentado fracturas de cadera, de muñeca y fracturas por compresión vertebral.

Hasta la menopausia, la abundante secreción de estrógenos endógenos contribuye a mantener la resistencia de los huesos. Más tarde, cuando disminuye la secreción y no es reemplazada, se produce una rápida depleción de masa ósea, *sin que importe la cantidad de calcio que consuma o la cantidad de ejercicio que haga.*

Si es usted una candidata de primera clase a la osteoporosis, todo el calcio y el ejercicio del mundo no impedirán que en último término sus huesos se vuelvan frágiles sin la ayuda de los estrógenos o, en el caso de las mujeres que no pueden tomarlos, un remedio alternativo (aunque menos eficaz que los estrógenos).

La osteoporosis no es una enfermedad reversible. Una vez se ha perdido masa ósea, no se recupera jamás. Por consiguiente, si es usted propensa, debe prevenir la pérdida ósea excesiva inevitable *antes* de que se inicie. Puesto que el tratamiento hormonal sustitutivo es el remedio individual más eficaz, olvídese de lo que le han contado y considere los estrógenos, empezando, a ser posible, de inmediato después de la menopausia. Véase el capítulo 10 para mayor información sobre los huesos y su futuro. Utilice la lista de páginas 206-207 para determinar si tiene probabilidades de desarrollar una osteoporosis. Y si no puede tomar estrógenos o necesita los nuevos remedios alternativos para la osteoporosis, además de la THS, revise la información que se proporciona al respecto.

ENFERMEDADES CARDÍACAS

Si tiene usted una historia familiar convincente de enfermedad coronaria o infarto de miocardio precoz, en especial de la rama materna, es razonable que inicie el tratamiento con estrógenos poco después de la menopausia y lo continúe durante muchos años. También es prudente que trate de mantener unos valores normales del llamado colesterol bueno (el HDL); aunque después de la menopausia sus valores en sangre disminuyen de manera destacada.

A pesar de que todavía no se dispone de la información suficiente concerniente a la relación entre los estrógenos y las enfermedades cardíacas, sabemos que la mortalidad por enfermedades cardíacas es mucho menor en mujeres que siguen un THS que las que no toman hormonas. Véase el capítulo 2 para una descripción más detallada.

DIFICULTADES SEXUALES

Sin duda, después de la menopausia sus relaciones sexuales serán menos placenteras simplemente por la carencia de estrógenos, o quizás imposibles, si no sigue un tratamiento con estrógenos.

Las relaciones sexuales dolorosas son uno de los problemas más frecuentes y preocupantes que las mujeres sufren al cabo de pocos años de perder su fuente principal de estrógenos, la función ovárica. Además, es el problema más habitual después de las oleadas de calor por el que consultan a sus ginecólogos. Sin embargo, suelen sorprenderse al descubrir que lo que consideraban que era exclusivamente su problema es prácticamente una molestia universal.

La inmensa mayoría de las mujeres consideran que las relaciones sexuales son claramente dolorosas al cabo de cinco a diez años de la menopausia, incluso si utilizan lubricantes y continúan manteniendo una actividad sexual regular. Debido a los cambios degenerativos de los tejidos por la falta de estrógenos, los tejidos vaginales adelgazan, se vuelven más secos, irritables, rígidos, fácilmente lesionables y propensos a las infecciones vaginales. Los lubricantes pueden compensar estos problemas durante un tiempo, pero en general pronto se requiere más ayuda. Algunas mujeres utilizan humidificadores vaginales que pueden mejorar la situación considerablemente, pero los estrógenos suplementarios son el único modo de rejuvenecer estos tejidos delicados, de modo que merecen una consideración incluso si decide no seguir dicho tratamiento. En el capítulo 8 se describe esta situación con mayor detalle.

INFECCIONES URINARIAS DE REPETICIÓN

Si ha experimentado una infección tras otra desde la menopausia, atribúyala con toda seguridad a la falta de estrógenos.

Al igual que los tejidos de la vagina, los que tapizan la uretra, el conducto que se extiende desde la vejiga urinaria hasta el meato urinario, el orificio de salida de la orina, gradualmente disminuye de tamaño y se reseca, por lo que es más sensible a las bacterias y a otros microorganismos. Muchas medidas prácticas le ayudarán a prevenir o a aliviar las infecciones, pero solamente los estrógenos restauran los tejidos hasta un estado más joven y resistente a las infecciones. Para unos consejos profesionales y los remedios para este problema menopáusico típico, véase el capítulo 9.

MENOPAUSIA PRECOZ

Si la menopausia, su última menstruación, tiene lugar cuando está en la década de los treinta años o a principios de la de los cuarenta, es preciso que considere definitivamente el tratamiento hormonal sustitutivo a menos que exista una buena razón para rechazarlo. Puesto que vivirá sin estrógenos durante diez o quince años más que una mujer promedio cuya menopausia tiene lugar más tarde, experimentará un inicio desafortunado de las consecuencias a largo plazo del déficit de estrógenos: osteoporosis, problemas sexuales y urinarios, y un mayor riesgo de infarto de miocardio y apoplejía.

MENOPAUSIA INSTANTÁNEA

Si usted ha experimentado una menopausia instantánea porque le han extirpado los ovarios o se han lesionado de manera irreversible durante su vida genital activa, probablemente experimentará síntomas menopáusicos de gravedad. Ésta es la razón por la que su médico, casi sin ninguna duda, decidirá prescribirle un THS como mínimo a corto plazo (hasta cinco años aproximadamente después de la menopausia), a menos que usted sufra un cáncer de mama dependiente de estrógenos, y en ocasiones incluso si lo padece.

Si no está tomando estrógenos y padece sofocos u otros síntomas que la hacen sentirse mal después de experimentar una menopausia súbita, recuerde que el tratamiento hormonal sustitutivo puede administrarse en forma de parches, cremas, que son todavía más inocuos que los comprimidos que alcanzan directamente el torrente circulatorio.

La mejor recomendación para el tratamiento hormonal sustitutivo

Las enfermedades cardíacas son, con mucha diferencia, la causa principal de muerte entre las mujeres. De hecho, una mujer corre un riesgo del 23 % de fallecer de estas enfermedades, pero solamente un riesgo del 4 % de morir de un cáncer de mama. El THS puede prevenir alrededor de la mitad de estas muertes por infarto de miocardio o apoplejía.

Los estrógenos protegen el corazón de diversos modos. Y lo que es más importante, mantienen la elasticidad de las arterias y su capacidad de acomodar el aumento del flujo sanguíneo necesario para distribuir cantidades adicionales de oxígeno cuando se necesitan. Estimulan el hígado, que produce más colesterol HDL (el bueno) y menos colesterol LDL (el malo). Además, contribuyen a mantener la permeabilidad de los vasos sanguíneos eliminando las placas y coágulos acumulados. Esto significa que es aconsejable que las mujeres con una historia familiar o personal de enfermedad coronaria o apoplejía consideren el tratamiento hormonal sustitutivo. Véase el capítulo 2 para más información.

Un importante beneficio: el cerebro funciona mejor

Probablemente el beneficio más espectacular del tratamiento de sustitución con estrógenos resultará ser sus efectos sobre el cerebro. Se dispone de pruebas cada vez mayores de que la terapia con estrógenos durante la menopausia se asocia con un menor riesgo de desarrollar la enfermedad de Alzheimer y de que mejora el declive de la función cognitiva relacionado con la edad; en otras palabras, su memoria. Véase el capítulo siguiente para mayor información sobre los estrógenos y el cerebro.

Beneficios adicionales

Por otra parte, se han descubierto beneficios adicionales significativos y en ocasiones espectaculares del tratamiento de sustitución hormonal. Por ejemplo, las mujeres que siguen un tratamiento con estrógenos aparentan menos años de los que tienen. La piel, puesto que también dispone de receptores de los estrógenos, está más lisa, más hidratada, es más flexible, tiene más grasa y es menos propensa a las arrugas cuando dispone de un suministro estable de estas hormonas. Los estrógenos no detienen el reloj biológico ni afectan al envejecimiento normal de la piel, pero pueden influir en los procesos que se encuentran bajo su control específico. Véase el capítulo 11 para más detalles.

Esto no significa ni mucho menos que deba tomar estrógenos exclusivamente con objetivos estéticos. Los estrógenos son medicamentos y como tales deben administrarse con precaución y sólo están indicados cuando existe una buena razón para ello, pero su piel, sin ninguna duda, se beneficiará.

Otros efectos secundarios del tratamiento de sustitución con estrógenos son que contribuyen a mantener la firmeza y resistencia del tejido muscular. También contribuyen a conservar un cabello más fuerte y unos pechos más firmes. Además, los estrógenos reducen el tiempo de curación de las heridas y en consecuencia disminuyen el riesgo de infecciones. Por otra parte, se ha descubierto que reducen el riesgo de aparición de cataratas y de degeneración macular senil. Mejoran el humor y la sensación de bienestar. Contribuyen a prevenir la pérdida de los dientes al conservar la masa ósea de las mandíbulas. Algunos estudios sugieren que pueden prevenir el cáncer de colon y la diabetes e incluso se dispone de pruebas de que reducen la incidencia de osteoartritis.

¿Qué es lo que sucede durante la menopausia?

La menopausia solía ser un secreto, un tema del que muchas mujeres no hablaban ni siquiera con sus mejores amigas o sus médicos. Apenas disponían de conocimientos sobre este acontecimiento fisiológico normal y con frecuencia no tenían ni idea de si lo que les estaba ocurriendo era común o excepcional, normal o anormal.

Sin embargo, hoy en día hablar de la menopausia se ha convertido en un tema socialmente aceptable y la mayoría de las mujeres desean saber exactamente cómo funcionan sus cuerpos y sentirse libres de hablar de la menopausia en cualquier lugar, desde una sala de conferencias hasta una reunión de trabajo o una cena con amigos. Con esta nueva franqueza respecto a un área de la vida antiguamente privada, están más preparadas para conocer este proceso biológico, de modo que pueden afrontarlo de manera inteligente.

El objetivo de este libro es explicar qué es la menopausia, cómo afecta a su cuerpo y lo que una mujer puede hacer en su favor para que este período de la vida sea tan pleno, dichoso y activo como los demás.

¡Láncese!

Cada vez más mujeres están interesadas en la fisiología de su cuerpo y se sienten determinadas a conservarse en forma y saludables a medida que envejecen. Vivimos mucho más que antes y no existe ninguna razón para no hacerlo en las mejores condiciones posibles. Hoy día, una niña blanca que acaba de nacer tiene una esperanza de vida de unos setenta y nueve años y medio, y una mujer que haya alcanzado la cincuentena con buena salud puede vivir muchos años más: su esperanza de vida puede ser de hasta noventa y dos años. Esto significa que, al llegar a la menopausia, la mayoría de las mujeres todavía tienen por delante ¡más de un tercio de vida!

Si necesitamos la ayuda de los estrógenos, no es justo que ninguna de nosotras vivamos todo este período sin los beneficios que confieren las hormonas femeninas.

El mundo que nos rodea

La sociedad no ha sido muy amable con las mujeres posmenopáusicas; en general, las ha considerado poco atractivas y ridículas. En parte esto se debe a que la menopausia es un estadio nuevo para nosotros. Antiguamente, las mujeres rara vez vivían hasta después de la menopausia, y cuando alcanzaban la menopausia, se las consideraba mujeres de edad avanzada cuya única finalidad en los años que les quedaban de vida era preparar galletas, cuidar de sus nietos y ocuparse de sus propios asuntos.

Además, se ha menospreciado a las mujeres en esta época de su vida porque la mayor parte de las normas y opiniones de nuestra sociedad han sido creadas por los hombres, con el consentimiento de las mujeres. Los hombres siempre han tomado las decisiones con respecto al atractivo y la utilidad de las mujeres, confiriendo poco valor a aquellas cuyo sistema reproductor ya no es activo.

A medida que las actitudes han cambiado, se ha empezado a considerar la madurez como una segunda vida, una nueva oportunidad para desplegar y desarrollar actividades diferentes. Hoy día, la mayoría de las mujeres tienen muchos intereses y apenas tiempo de sentirse inútiles cuando sus hijos abandonan el hogar. No se abandonan, o adoptan una actitud pasiva ni pierden su feminidad y sexualidad. Al contrario, ésta es una época de la vida en la que muchas mujeres se sienten más llenas de energía que nunca y con un espíritu renovado por la oportunidad de iniciar una nueva fase, a menudo con menos responsabilidades, más opciones, tiempo, experiencia, medios y energía.

Esto significa que la mayoría de las mujeres acogen con entusiasmo la madurez y, si no con un gran placer, por lo menos con aceptación y serenidad, como la época de la vida en la que se han resuelto muchos problemas, se han establecido identidades, se han ensanchado las perspectivas y pueden saborearse más placeres.

En realidad, con frecuencia son los mejores años de nuestra vida.

Nuevos intereses en la menopausia

Sorprendentemente, hasta sólo unas décadas atrás apenas se habían llevado a cabo estudios de investigación sobre la menopausia. De modo lamentable, este importante período de la vida de cada mujer se ha pasado por alto por diversas razones. Por una parte, la menopausia no es una enfermedad que sea una amenaza para la vida, o incluso una enfermedad en el sentido estricto de la palabra, sino que simplemente es un fenómeno biológico normal. Por otra parte, muchas de las molestias que experimenta la mujer desaparecen finalmente, incluso sin ayuda. Y sólo desde hace muy poco tiempo se ha establecido una relación definitiva de los efectos potencialmente graves a largo plazo a causa de la menopausia.

Sin embargo, la menopausia ha sido sobre todo un tema que se ha soslayado porque es un problema de *las mujeres*. Los hombres no tienen la menopausia y aunque se ha acuñado el término de andropausia, su producción de testosterona, la principal hormona responsable de su masculinidad, no se interrumpe por completo. Si un hombre dejara de producir testosterona, con toda seguridad se habrían hecho todos los esfuerzos posibles para encontrar el medio de reemplazarla, ya que cualquier hombre inteligente también desea disfrutar de la vida hasta el final.

Por otra parte, la mayoría de los médicos e investigadores son hombres, que no necesitan preocuparse de la menopausia y que no se sienten amenazados por sus consecuencias perjudiciales. La menopausia no ha sido un tema que haya llamado su atención. En lugar de ello, los hombres lo han considerado un problema más bien divertido y trivial, cuyos síntomas en ocasiones las mujeres llegan a exagerar.

Pero en la actualidad, con un número cada vez mayor de mujeres médicos, las exigencias de la mujer para ser tratada con igualdad y con seriedad, y las actitudes más progresistas de los médicos tanto si son hombres como mujeres, se está prestando mucha mayor atención a todos los problemas que son exclusivamente femeninos.

Una última razón

Otra causa del mayor interés en la salud y la felicidad de las mujeres que llegan a la madurez de la vida es el envejecimiento de la población. En Estados Unidos existen más de cuarenta y tres millones de mujeres de más de cincuenta años, y cada día miles de mujeres se unen a este grupo. Dado que la mayoría de estas mujeres vivirán varias décadas más, es sensato que se las tome en serio tanto desde un punto de vista económico en cuanto médico como por sentido común.

Prepárese para la menopausia

¿Puede prepararse una mujer para una menopausia saludable? Hasta cierto punto sí. Puede seguir una dieta nutritiva, practicar ejercicio, dejar de fumar, examinar su historia médica familiar en busca de factores de riesgo (osteoporosis, infarto de miocardio o apoplejía precoz, etc.) y someterse a revisiones médicas regulares, en especial si nota algo extraño en su cuerpo o su funcionamiento, o algún síntoma fuera de lo normal.

Pero por encima de todo merece la pena que una mujer se informe de los cambios que tienen lugar cuando sus ovarios dejan de funcionar. Todos los conocimientos que adquirirá con la lectura de este libro pueden afectar a la calidad de su vida durante el resto de su existencia.

Capítulo 2

¿Son inocuos los estrógenos?

Si el tratamiento de sustitución hormonal puede preservar la salud de los huesos, las arterias y su vida sexual, aliviar las oleadas de calor y convertir el insomnio en un mero recuerdo, ¿por qué no siguen un tratamiento con estrógenos todas las mujeres menopáusicas? En primer lugar, no todas las mujeres lo necesitan. En segundo lugar, muchas mujeres prefieren utilizar el menor número posible de medicamentos y correr el riesgo que acarrea su decisión de abstenerse de tomar estrógenos. Algunas no desean volver a tener la regla, en especial cuando consideran que uno de los beneficios de la menopausia es la interrupción permanente de la menstruación. Y por último, otras mujeres, incluso las que necesitan desesperadamente sus beneficios, se sienten asustadas ante la idea de tomar estrógenos porque les preocupan sus efectos secundarios y creen que no son medicamentos inocuos.

En este capítulo presentaremos todos los datos sobre la inocuidad del tratamiento hormonal sustitutivo para la menopausia, empezando con el temor al cáncer, que se suscitó en la década de los setenta e incluyendo los datos más recientes de la década de los noventa, con más detalles en los capítulos siguientes, donde se describirá cada tema en mayor profundidad. Hablaremos de los efectos de los estrógenos sobre el cáncer uterino, el cáncer de mama, las enfermedades cardíacas, problemas de la coagulación, enfermedades de la vesícula biliar (litiasis biliar), disfunción hepática, fibromas, artritis e hipertensión, y cualquier otra posible relación entre el tratamiento hormonal sustitutivo y la salud de la mujer.

Con toda esta información y una visión equilibrada de los problemas y beneficios potenciales de este tratamiento, podrá decidir si desea o no seguirlo.

Información básica

Lo esencial es que el tratamiento hormonal sustitutivo, de acuerdo con los últimos estudios realizados, es notablemente seguro y muy eficaz. Casi cada mujer puede utilizarlo sin riesgos a pesar de que en una minoría está contraindicado y unas pocas mujeres deberán utilizarlo con precaución.

Resulta tranquilizador saber que en un sondeo reciente de mil quinientas mujeres médicos se puso de manifiesto que un 47 % de la muestra mencionaron que decidieron seguir un tratamiento con estrógenos, casi el doble que el veinticuatro por cien mencionado para el público en general. Entre las médicos posmenopáusicas más jóvenes, que todavía estaban en la cuarentena, casi un 60 % indicó que seguirían dicho tratamiento.

El temor a los estrógenos

Los estrógenos se descubrieron en la década de los sesenta como un medicamento milagroso que enlentecía el proceso de envejecimiento y que conservaría a las mujeres jóvenes, atractivas y femeninas para siempre. Numerosos médicos prescribían dosis diarias muy altas de estrógenos a cualquier mujer que lo solicitara, a menudo empezando años antes de la menopausia y recomendando el tratamiento de por vida. Más tarde, en 1975, los investigadores lo relacionaron con el cáncer uterino, indicando que las mujeres que tomaban estrógenos tenían de cuatro a ocho veces más probabilidades de desarrollar este cáncer que las mujeres no tratadas con estrógenos.

Con estas malas noticias, la utilización de estrógenos disminuyó de inmediato y cayó en picado. Las mujeres que aún estaban tomando estrógenos, abandonaron rápidamente el tratamiento. En cualquier caso, los médicos habitualmente empezaron a rechazar su prescripción incluso a las mujeres que los necesitaban desesperadamente. Se declaró que los estrógenos eran peligrosos, sin que importara lo molestos que fueran los síntomas para algunas mujeres menopáusicas. Por desgracia, muchas mujeres sufrieron intensamente porque no se disponía de alternativas terapéuticas eficaces.

El regreso de los estrógenos

Hoy en día casi cualquier especialista informado prescribe nuevamente estrógenos y los comités sobre seguridad de los medicamentos de la mayoría de los países han recomendado de manera unánime que todas las mujeres consideren este tratamiento al llegar a la menopausia.

Han cambiado dos cosas: hoy día, los estrógenos se prescriben en dosis muy bajas y, para las mujeres que no han sido sometidas a una histerectomía (la extirpación del útero), los estrógenos se prescriben en combinación con otra hormona femenina, la progesterona, que elimina eficazmente la posible relación con el cáncer uterino.

El resultado de todo esto es que cuando se sigue un tratamiento con estrógenos combinados con progesterona, las posibilidades de padecer un cáncer uterino son más bajas que en el caso de las mujeres que no utilizan dichas hormonas. Además, es menos probable que aparezca una osteoporosis y si la usuaria es una mujer sana, sus probabilidades de desarrollar un cáncer de mama probablemente no se afectan ni de un modo ni del otro.

CÓMO UTILIZAR CORRECTAMENTE LOS ESTRÓGENOS

A continuación se describen las normas para utilizar correctamente los estrógenos (véase el capítulo 7 para más detalles):

- Los estrógenos se prescriben a dosis bajas, 0,9 mg o menos al día, de un estrógeno conjugado o la cantidad equivalente de otros estrógenos, excepto en determinadas circunstancias excepcionales.
- El tratamiento debe individualizarse para cada mujer porque la sensibilidad de cada una a los estrógenos es diferente. Algunas mujeres requerirán una dosis inferior a la estándar, mientras que otras necesitarán una dosis mayor para obtener los mismos efectos.
- Es preciso combinar el tratamiento con progesterona durante parte del mes o durante todo el mes, en el caso de las mujeres no histerectomizadas.
- Es preciso controlar el tratamiento mediante exámenes ginecológicos regulares y completos.

Estrógenos y cáncer uterino (endometrial)

Sin ninguna duda, los primeros informes de mayor incidencia de cáncer de útero observada entre las mujeres estudiadas que habían tomado estrógenos decían la verdad, a pesar de que estos estudios eran imperfectos desde un punto de vista metodológico. Por ejemplo, en la década de los sesenta y a principios de la década de los setenta, los estrógenos se prescribían a dosis muy altas y no se combinaban con progesterona, la otra hormona femenina, y esta práctica resultó ser peligrosa.

A pesar de que los estrógenos *no* son carcinogénicos (es decir, sustancias que pueden provocar un cáncer), y no causan cáncer de útero, su utilización durante un período prolongado de tiempo puede sobrestimular la mucosa que tapiza el útero (el endometrio) causando un engrosamiento excesivo conocido con el nombre de hiperplasia endometrial. La hiperplasia no es un cáncer, pero si no se trata, puede dar lugar a un cáncer en mujeres proclives.

No todos los casos de hiperplasia progresan hasta un cáncer incluso cuando se pasan por alto, pero *nunca* deben pasar desapercibidos. El cáncer uterino casi siempre pasa por un estadio hiperplásico camino de su transformación maligna. Si se elimina la hiperplasia, se elimina la posibilidad de un cáncer como consecuencia de la misma.

Afortunadamente, la hiperplasia casi invariablemente produce síntomas de alarma: una hemorragia. La hemorragia se produce en momentos no planificados o, en el caso de las mujeres premenopáusicas, provoca una menstruación muy abundante. Si consulta a su ginecólogo siempre que experimente una hemorragia irregular o una menstruación demasiado abundante, el médico la examinará en busca de una hiperplasia e instituirá tratamiento si los resultados son positivos. El médico no se conformará con una prueba de Papanicolau, ya que no sirve para detectar la hiperplasia endometrial.

Si los diferentes exámenes demuestran que la mujer padece una hiperplasia (lo cual también es una posibilidad para mujeres que *no* toman estrógenos), el mejor tratamiento es la progesterona durante unos meses para eliminar dicha hiperplasia. Una hiperplasia endometrial incipiente sin células atípicas es casi un ciento por ciento reversible y es raro que no responda espectacularmente a la progesterona.

La hiperplasia también se observa en aproximadamente un 17 % de mujeres que toman estrógenos sin progesterona y, en ocasiones, incluso en mujeres que toman esta segunda hormona, probablemente porque son excepcionalmente sensibles a los estrógenos y, por esta razón, necesitan dosis de progesterona mayores que la media para contrarrestar sus efectos sobre la mucosa uterina. Por esta razón, un ingrediente esencial de un tratamiento hormonal sustitutivo sin riesgos es una monitorización o revisión regular por parte del ginecólogo.

Cómo funcionan los estrógenos

Los estrógenos, con independencia de que sean producidos por el cuerpo de la mujer (endógenos) o se tomen en forma de medicamentos, producen un engrosamiento de la mucosa uterina. Por otra parte, el papel de la progesterona es precipitar la descamación de esta mucosa. Cuando cada mes se toman las dosis suficientes de progesterona junto con una dosis mínima de estrógenos, esto permite que no se desarrolle en exceso la mucosa endometrial, lo que en último término podría dar lugar a un cáncer.

Y lo que es más importante todavía, cuando se sigue un tratamiento de combinación, la mujer tiene menos probabilidades de desarrollar un cáncer de útero que las que nunca han tomado hormonas.

Los estrógenos estimulan el crecimiento de un tumor

Aunque los estrógenos no inician el cáncer, pueden acelerar el crecimiento de un tumor que ya esté presente en el útero. Sin embargo, esto en realidad no es una desventaja porque significa que puede establecerse un diagnóstico más rápidamente. El cáncer uterino es una enfermedad poco frecuente y, a menos que se pase por alto, su tasa de mortalidad es muy baja. La razón de que fallezcan tan pocas mujeres de este tipo de cáncer es que se detecta muy rápidamente en el momento de su desarrollo. Debido a los suplementos con estrógenos se manifiesta en forma de hemorragia como signo de alarma y, por consiguiente, la mujer consulta a su ginecólogo, que rápidamente establece el diagnóstico.

Sin embargo, un médico nunca prescribirá estrógenos a una mujer que sufre un cáncer endometrial.

Tratamiento hormonal sustitutivo después de una histerectomía

Hasta unos años atrás, no se prescribían estrógenos después de una histerectomía realizada a causa de un cáncer uterino, incluso en el caso de las mujeres que los necesitaban desesperadamente. Sin embargo, hoy día un número cada vez mayor de ginecólogos prescriben estrógenos cuando se ha demostrado que el cáncer de endometrio es de un tipo celular de bajo grado y limitado por completo al útero, ya que los beneficios de los estrógenos superan a sus riesgos.

Cómo sabemos que el tratamiento sustitutivo hormonal no es perjudicial

Muchos estudios importantes y bien realizados han confirmado la inocuidad de los estrógenos utilizados correctamente, incluyendo un estudio a corto plazo y publicado en 1979 que llevé a cabo yo misma: «Tratamiento con estrógenos: un estudio prospectivo de diez años de duración» (*Obstetrics and Gynecology*: 53, 277-280. Este primer estudio científico realizado sobre tratamiento de sustitución con estrógenos fue un ensayo controlado, prospectivo y a doble ciego cuya finalidad era identificar los efectos a largo plazo del tratamiento hormonal sustitutivo después de diez años de utilización en un grupo de

ciento sesenta y ocho mujeres. Puesto que estaban hospitaliza-
das en el Goldwater Memorial Hospital de Nueva York por diversas enfermedades crónicas que no tenían nada que ver con
la finalidad del estudio, las mujeres estaban constantemente
disponibles para una monitorización cuidadosa en el medio
hospitalario controlado. Se las examinó y sometió a pruebas
cada seis meses.

Durante los diez años del estudio, comparamos a un grupo de mujeres tratadas con estrógenos y progesterona con otro
grupo tratado sólo con placebo (una preparación farmacéuti-
ca que contiene únicamente productos inactivos y que se utiliza en los estudios de control para determinar la eficacia de un
fármaco). Los médicos y las pacientes desconocían qué mujeres recibieron el medicamento activo y cuáles el placebo, y el
código no se abrió hasta el término del estudio. Los resultados
demostraron que, aunque se emplearon dosis más altas de las
utilizadas hoy día, entre las mujeres tratadas con THS no se
identificaron casos de cáncer endometrial o de cáncer de
mama. Sin embargo, en el grupo placebo se observaron un
cáncer endometrial y cuatro cánceres de mama, una incidencia
muy similar a la media nacional para este grupo de edad. En un
seguimiento de este grupo de mujeres doce años más tarde,
observamos que en las que habían seguido el THS durante
los diez, doce o veintidós años del estudio, no se produjeron
casos de cáncer endometrial o de mama.

Otros estudios han mostrado los mismos resultados. Quizás el más destacado fue la investigación descrita una década
atrás por R. Don Gambrell, Jr, MD, del Medical College de
Georgia, que abarcó un total de ocho mil años de multitud de pacientes y demostró que en las mujeres que siguieron el THS la
incidencia de cáncer endometrial fue de la mitad comparado con las mujeres que no lo siguieron. En la Kings College
School of Medicine de Londres, después de llevar a cabo biopsias endometriales de miles de mujeres, John Studd, MD, Mal-
colm I. Whiteheart, MD, y otros investigadores indicaron que la

hiperplasia y el cáncer endometrial eran un ciento por ciento prevenibles cuando cada mes se prescribían dosis suficientes de progesterona para suplementar el tratamiento con estrógenos.

Estrógenos y cáncer de mama

Dado que los estrógenos influyen en el tejido mamario y estimulan el desarrollo de tumores estrogenodependientes preexistentes, se ha suscitado la preocupación de que puedan provocar un nuevo tumor o reactivar uno antiguo. Mi opinión es que no.

Un estudio sueco publicado en 1990 dio lugar a una cobertura considerable por parte de los medios de comunicación cuando sus resultados sugirieron un ligero aumento de la incidencia (cociente de riesgo 1,1) de cáncer de mama en mujeres después de quince años de tratamiento con estrógenos. Sin embargo, el estudio incluyó solamente un reducido número de mujeres; el aumento sólo se observó entre las usuarias de estrógenos a largo plazo; en el estudio no se examinó el efecto de una combinación de estrógenos y progesterona; y los estrógenos utilizados eran diferentes de la hormona utilizada en Estados Unidos. Además, no tuvo en cuenta que cuanto mayor es una mujer, mayores son sus probabilidades de desarrollar este tipo de cáncer, o, en realidad, cualquier otro tipo.

Un segundo estudio, en esta ocasión llevado a cabo en Estados Unidos entre usuarias a corto plazo, también demostró un ligero aumento del riesgo, pero en esta ocasión sólo se observó en las usuarias actuales que también consumían más de 30 g de alcohol al día. Dicho aumento no se observó entre las usuarias previas de estrógenos, con independencia de la duración del tratamiento.

La mayor parte de los estudios realizados en Estados Unidos no han observado un aumento del riesgo de cáncer de mama para mujeres que siguen un tratamiento de sustitución hormonal, mientras que otros, incluyendo el realizado por nuestro grupo, de veintidós años de duración, observaron una disminución del riesgo, lo que indica que los suplementos hormonales no provocan cáncer de mama.

En la investigación del doctor Gambrell, mencionada previamente, se estudiaron cinco mil quinientas sesenta y tres mujeres posmenopáusicas durante siete años. Sus resultados demostraron que en las mujeres tratadas exclusivamente con estrógenos se detectó una menor incidencia de cáncer de mama que en las mujeres que no tomaban hormonas. Y que en las mujeres que siguieron un tratamiento combinado a base de estrógenos y progesterona se detectó una incidencia incluso más baja.

En 1991, los doctores William D. Dupont y David L. Paget, de la Vanderbilt University School of Medicine, publicaron los resultados de su revisión de todos los estudios publicados recientes sobre cáncer de mama y tratamiento de sustitución hormonal, incluyendo el estudio sueco y las últimas investigaciones norteamericanas. Sus conclusiones fueron las siguientes: «Los resultados combinados procedentes de múltiples estudios proporcionan pruebas convincentes de que el tratamiento de la menopausia a base de 0,625 mg al día o una dosis más baja de estrógenos conjugados no aumenta el riesgo de cáncer de mama».

Otro estudio controlado, presentado recientemente en la American Heart Association, tampoco demostró un aumento del riesgo de cáncer de mama en mujeres tratadas con un régimen de estrógenos solos o combinados con progesterona.

Y, por último, los médicos del Rush-Presbyterian del St Luke's Medical Center de Chicago y otros cinco centros médicos de prestigio revisaron todos los estudios previos sobre la relación de los estrógenos con el cáncer de mama. Llegaron a la conclusión de que no se dispone de pruebas que respalden la preocupación previa de que los estrógenos pueden reactivar las células cancerosas latentes, y que sus beneficios superan cualquier posible riesgo.

En 1999, un informe procedente del Iowa Women's Health Study, que siguió a treinta y siete mil ciento cinco mujeres posmenopáusicas durante diez años, no observó ninguna relación entre el tratamiento de sustitución hormonal y las formas más frecuentes de cáncer de mama. Indicó un ligero aumento del riesgo de algunas formas raras de la enfermedad, de los tipos de tumores más benignos que tienen tendencia a responder bien al tratamiento y menos probabilidades de diseminarse. Para mujeres tratadas con estrógenos durante cinco años o menos, no se identificaron diferencias comparado con mujeres tratadas con placebo; para las mujeres tratadas durante más de cinco años, se detectó un aumento mínimo (1,11) del riesgo. La conclusión de la doctora Susan M. Gapstur, una epidemióloga experta en cáncer de la Northwestern University Medical School de Chicago, que dirigió el estudio, fue que los hallazgos proporcionan más pruebas de que los beneficios del tratamiento de sustitución hormonal superan a los riesgos de cáncer de mama. Sin embargo, otro estudio publicado en *The Journal of the National Cancer Institute* en el 2001 comparó dos grupos de mujeres que ya padecían cáncer de mama. Uno recibió THS y el otro no. Después de uno a seis años, en mujeres del grupo THS se puso de manifiesto la mitad de la tasa de recaídas y de tasa de mortalidad que en el grupo de mujeres no tratadas.

LAS POSIBILIDADES DE CÁNCER DE MAMA

- El cáncer de mama es el tipo de cáncer más frecuente entre mujeres, a pesar de que el cáncer de pulmón sea la causa principal de muerte.
- Es excepcional antes de los treinta años y llega a ser más prevalente con la edad. Dos tercios de casos se producen en mujeres de más de cincuenta años, desarrollándose la mayor parte de los casos en mujeres de más de sesenta y cinco.

- La mayoría de los tipos de cáncer de mama no son hereditarios, pero una mujer tiene el doble de posibilidades de desarrollarlo durante su vida si su madre o hermana han padecido un cáncer de mama antes de la menopausia. Sin embargo, si su madre lo ha padecido después de los sesenta años, no experimenta un mayor riesgo que el que correría si tuvo a su primer hijo después de los veinticinco. Si la madre padeció el cáncer de mama con más de ochenta años, el riesgo de la hija no es mayor de lo normal. No obstante, una de cada doscientas mujeres ha heredado un gen defectivo que aumenta su propensión a desarrollar un cáncer de mama.
- Si padece una mastopatía fibroquística o simplemente tiene bultos en los pechos, no corre un mayor riesgo, excepto si el médico le ha diagnosticado una variación poco frecuente de mastopatía denominada hiperplasia atípica.
- Asimismo, el riesgo es significativamente mayor si la mujer ha tenido una pubertad precoz, una menopausia tardía o nunca ha tenido hijos; es ligeramente más bajo si tuvo a su primer hijo muy temprano, ha tenido varios hijos o les ha dado el pecho.

Lo esencial

La mayor parte de los expertos, entre los que me incluyo, consideran que el tratamiento de sustitución con estrógenos no provoca cáncer de mama, incluso cuando se sigue durante muchos años, a pesar de que puede estimular el crecimiento de algunos cánceres estrogenodependientes. Sin embargo, incluso si aumenta ligeramente el riesgo de cáncer después de muchos años, las consecuencias del mayor riesgo están superadas por los beneficios de las hormonas. El miedo excesivo al cáncer de mama es la causa de que muchas mujeres rechacen el tratamiento con estrógenos, que disminuirían sus probabilidades de padecer enfermedades cardíacas o apoplejía, procesos que mucho más probablemente pueden dar lugar a la muerte.

¿Estrogenodependiente o no?

Habitualmente los estrógenos están contraindicados en una mujer con un cáncer de mama estrogenodependiente porque, aunque no son responsables de iniciar el desarrollo del tumor, contribuyen a que crezca más deprisa. Por la misma razón, los estrógenos no están indicados, excepto a corto plazo (menos de cinco años) para los síntomas graves de la menopausia si una mujer tiene una historia familiar convincente de la enfermedad.

Sin embargo, en la actualidad los expertos están reconsiderando las contraindicaciones del tratamiento hormonal sustitutivo en mujeres especialmente jóvenes que ya han sufrido un cáncer de mama previamente. Dado que la tasa de curación de un cáncer de mama detectado en un estadio precoz es muy alta, por lo que estas mujeres tienen una esperanza de vida normal, los médicos consideran que no es razonable privarlas de los importantes beneficios de esta hormona durante los años que les quedan de vida.

Un estudio publicado en el *Journal of Clinical Oncology* en 1999 resulta tranquilizador para las mujeres que desearían seguir un tratamiento hormonal sustitutivo como mínimo durante los años libres de enfermedad (el período en que el tumor no recidiva o provoca metástasis) después de un tratamiento para un cáncer de mama localizado. Entre un grupo de trescientas diecinueve mujeres posmenopáusicas libres de enfermedad durante una mediana de nueve meses y medio después de un tratamiento para un cáncer de mama, treinta y nueve mujeres decidieron iniciar el tratamiento de sustitución hormonal por consejo de su médico y doscientas ochenta lo rechazaron. Después de cuarenta meses, había desarrollado un nuevo cáncer de mama una (3 %) de las mujeres tratadas con THS, mientras que en las mujeres del grupo control que no siguieron el THS catorce (5 %) desarrollaron un nuevo cáncer de mama o una recidiva.

Naturalmente, las mujeres que desarrollan un cáncer de mama *antes* de la menopausia casi siempre presentan la variedad estrogenodependiente, que es una enfermedad principalmente de los años de la vida reproductora. Sin embargo, las mujeres que lo desarrollan *después* de la menopausia, en especial cinco años más tarde o más, casi siempre presentan un cáncer no estrogenodependiente.

Importancia del examen de los pechos

Dado que el envejecimiento hace correr un riesgo de cáncer de mama simplemente porque la mujer ha vivido los años suficientes como para desarrollarlo, el examen de los pechos es más importante que nunca. Por fortuna, es más fácil examinar los pechos después de la menopausia, ya que gradualmente se vuelven menos fibrosos y densos.

Recuerde que debe examinarse los pechos como mínimo una vez al mes, justo después de la menstruación si todavía menstrúa o siempre el mismo día del mes si ya no menstrúa. Cada año debe visitar a su médico para un examen profesional, o más a menudo si pertenece a un grupo de alto riesgo.

Tenga en cuenta que ha de buscar un bulto que no se haya notado antes. Todos los pechos presentan bultos que no siempre son fáciles de distinguir entre sí. Sin embargo, habitualmente un bulto que es doloroso, móvil y blando simplemente es una glándula inflamada. Un bulto muy duro, de pequeño tamaño, que se palpa como un guisante duro, tiene más probabilidades de ser una variedad preocupante. Pero no trate de diagnosticarse a sí misma. Consulte a su médico cada vez que se palpe un bulto nuevo, que no había detectado en el examen anterior. Mientras tanto, no se angustie, ya que cuatro de cada cinco bultos o hallazgos sospechosos resultan ser procesos benignos.

LA MAMOGRAFÍA ES ESENCIAL

A pesar de los informes recientes que recomiendan iniciar las mamografías a los cincuenta años, consideramos que cada mujer de más de cuarenta debe someterse sistemáticamente a una mamografía, el examen de la mama con rayos X o mediante una resonancia magnética, cada dos años. Y empezando a los cuarenta y cinco años, el examen debe ser anual. El examen será más frecuente si la mujer pertenece a un grupo de alto riesgo o ha notado alguna anomalía. La mamografía puede detectar un cáncer en un estadio muy precoz que no puede palparse y es especialmente útil en el caso de la mastopatía fibroquística o de los pechos muy voluminosos, que no son una causa de una mayor incidencia de cáncer de mama pero que dificultan el examen físico en busca de nuevos bultos.

Los aparatos más recientes de mamografía emiten dosis muy bajas de radiación y no son carcinogénicos. Asegúrese de que el aparato que utiliza el radiólogo es de última generación y por lo tanto no requiere más de un total de 0,6 roentgens de radiación para las cuatro exposiciones de rayos X que necesitará.

MAMOGRAFÍA DE POR VIDA

Cuanto mayor es la edad de la mujer, menos probable es que se someta a una mamografía. En un informe del National Cancer Institute se indicó que en 1988 un 62 % de mujeres norteamericanas de más de cuarenta años no se habían sometido nunca a una mamografía y que en el último año solamente un 6,5 % se habían sometido a una mamografía. Las mujeres de más de sesenta años eran especialmente descuidadas, pese a que tienen mayores probabilidades de desarrollar un cáncer de mama que las mujeres más jóvenes.

¿Cuál es la razón? Las razones que adujeron las mujeres incluyeron la falta del consejo de sus médicos con respecto a someterse al examen; el temor a lo que el examen podría detectar; la ausencia de historia familiar de cáncer de mama; el miedo a la radiación; la ausencia de síntomas evidentes, el coste y la opinión de que sólo se requiere una mamografía una vez en la vida.

Los estrógenos y el corazón

Se dispone de pruebas cada vez más numerosas de que los estrógenos, con o sin progesterona, protegen a la mujer frente a las enfermedades cardíacas aumentando los valores sanguíneos de colesterol HDL protector, el bueno, disminuyendo los valores sanguíneos de colesterol LDL perjudicial, el malo, y conservando la elasticidad y permeabilidad de las paredes de las arterias. También actúan como antioxidantes, inhibiendo la oxidación del colesterol LDL y, en consecuencia, la formación de placa arterial o ateroma, que da lugar a la arteriosclerosis. Ésta es la principal razón por la que las mujeres que siguen una terapia de sustitución hormonal tienen tendencia a vivir mucho más tiempo que las que no la siguen.

Antes de los cincuenta años, en otras palabras antes de la menopausia, los infartos de miocardio entre mujeres son excepcionales. Entre los treinta y los treinta y nueve años, los hombres padecen veinte veces más infartos de miocardio que las mujeres; de los cuarenta a los cuarenta y nueve años la proporción es de siete hombres por cada mujer. Sin embargo, más adelante, las mujeres acortan distancias y a los setenta y dos años sus posibilidades de sufrir un infarto de miocardio son idénticas a las de un hombre.

Por desgracia, una menopausia precoz altera las probabilidades y no precisamente en favor de la mujer. Si una mujer tiene la menopausia antes de los cuarenta años o es sometida a la extirpación de los ovarios antes de esta edad, aumentan considerablemente sus probabilidades de sufrir un infarto o una apoplejía. Al cabo de pocos años, si no sigue un tratamiento de sustitución con estrógenos, corre el mismo riesgo de padecer una enfermedad coronaria que los hombres.

Obviamente, las mujeres jóvenes disponen de una protección de la que no disponen los hombres y las mujeres más mayores y es sin ninguna duda el suministro abundante de hormonas femeninas. Los estrógenos, endógenos o en forma de suplemento, solían ser el único medio que tenían las mujeres para reducir sus niveles de colesterol, y, hasta la aparición de las estatinas, producían el efecto más profundo de cualquier fármaco disponible. Habitualmente las mujeres tienen unos cocientes de colesterol HDL/LDL mejores que los de los hombres, pero esto cambia notablemente en la menopausia, cuando los valores de colesterol HDL (lipoproteínas de alta densidad) beneficioso tienden a disminuir y los valores de colesterol LDL (lipoproteínas de baja densidad) perjudicial tienden a aumentar, por lo que son más propensas a enfermedades de las arterias coronarias.

Seguir un tratamiento de sustitución con estrógenos modifica este escenario, ya que aumenta los valores de colesterol HDL y disminuye los de colesterol LDL: en un estudio, el colesterol HDL aumentó un 10 % en las mujeres tratadas con estrógenos, mientras que el colesterol LDL disminuyó un 11 %. En otro estudio, publicado en 1993 en la revista científica de la American Heart Association, se llegó a la conclusión de que «la protección cardiovascular conferida por los estrógenos dura hasta bien entrada la octava década de la vida» y que las determinaciones ecográficas de las arterias carótidas mostraron una aterosclerosis significativamente menor en el grupo de mujeres de más de sesenta y cinco años que eran usuarias de estrógenos.

Como se ha mencionado previamente, también se ha demostrado que los estrógenos conservan la elasticidad de las arterias, aumentan el flujo sanguíneo dilatando las arterias de pequeño calibre y eliminan directamente la acumulación de placa de la pared arterial e inhiben la agregación plaquetaria. Y un nuevo estudio clínico sugiere que pueden contribuir a disolver los coágulos sanguíneos.

Las pruebas

Numerosos estudios importantes respaldan convincentemente las tesis de que los estrógenos confieren un efecto beneficioso para el corazón. Uno de los primeros estudios significativos fue llevado a cabo por el doctor Trudy L. Bush y colaboradores para los National Institutes of Health y se publicó en 1983. En este estudio los médicos siguieron a dos mil doscientas sesenta y nueve mujeres, de cuarenta a sesenta y nueve años, durante una media de cinco años y seis meses para comprobar si las mujeres tratadas con estrógenos después de la menopausia vivían más tiempo que las no usuarias de estrógenos.

El estudio comprobó que era así. La tasa de mortalidad para las usuarias de estrógenos solamente fue de un tercio comparado con las no usuarias, con la diferencia más pronunciada de supervivencia entre las mujeres cuyos ovarios habían sido extirpados antes de la menopausia. Estas mujeres corren un mayor riesgo de enfermedades cardíacas porque pierden precozmente su principal suministro de estrógenos. En este grupo, la tasa de mortalidad entre las usuarias de estrógenos fue casi diez veces más baja que entre las no usuarias.

La investigación más reciente que indica que la terapia de sustitución con estrógenos reduce las muertes por cardiopatías y apoplejías procede de un equipo dirigido por Brian E. Henderson, MD, director del University of Southern California Comprehensive Cancer Center de Los Angeles. Este equipo llevó a cabo un estudio prospectivo de casi nueve mil mujeres posmenopáusicas y las siguió durante siete años y medio. En 1991, los autores indicaron que las mujeres que habían utilizado estrógenos en algún momento después de la menopausia presentaron una tasa de mortalidad global un 20 % más baja que las mujeres que nunca los utilizaron. Y no sólo descubrieron esto, sino que observaron que la tasa de mortalidad disminuyó cuanto más prolongado fue el tiempo de utilización de estrógenos. En las mujeres que tomaron estrógenos durante al menos los últimos quince años las tasas de mortalidad fueron un 40 % más bajas que entre las no usuarias. Además, en el estudio no se detectó un aumento de muertes por cáncer de mama entre las usuarias de estrógenos. Tal como concluyó un miembro del equipo, «cuanto más tiempo se utilizan estrógenos, mayor es la esperanza de vida».

Otro gran estudio, que incluyó a casi cuarenta y nueve mil mujeres, puso de manifiesto que en las mujeres que tomaron estrógenos después de la menopausia se redujo casi a la mitad el riesgo de enfermedades cardíacas. Y en otro estudio, que analizó los datos de mil novecientas diez mujeres, recogidos durante una media de casi doce años, se observó que la incidencia de apoplejía se redujo casi en un 31 % y la incidencia de mortalidad causada por apoplejía disminuyó en un 63 %.

Un importante estudio publicado en enero de 1995 incluyó a ochocientas setenta y cinco mujeres posmenopáusicas sanas de siete centros médicos de Estados Unidos; este estudio confirma todo lo mencionado previamente. El ensayo, conocido como Posmenopausal Estrogen/Progestin Interventions (PEPI) Trial, determinó que todos los regímenes de THS estudiados, a base de estrógenos solos o combinados con progesterona, aumentaron significativamente los valores sanguíneos de colesterol HDL y redujeron significativamente los valores sanguíneos de colesterol LDL. Los regímenes que utilizaron progesterona sólo fueron ligeramente menos protectores que los estrógenos administrados solos. Además, en el estudio se demostró que el tratamiento no aumentó la presión arterial o la tendencia de la sangre a formar coágulos peligrosos.

Más información alentadora

Diversos estudios recientes han corroborado la investigación previa que ha demostrado que la terapia de sustitución con estrógenos reduce el riesgo de infarto de miocardio o apoplejía. Por ejemplo, los investigadores de la rama de cardiología del National Heart, Lung, and Blood Institute identificaron que los suplementos de estrógenos no sólo refuerzan el efecto de los fármacos hipocolesterolemiantes en mujeres posmenopáusicas sanas sino que también se asocian con una disminución de los factores inflamatorios y de la coagulación de la sangre que pueden dar lugar a un infarto de miocardio o a una apoplejía.

Y hay más. Un estudio de médicos de la Johns Hopkins University School of Medicine mencionó en 1998 que los estrógenos administrados poco después de una apoplejía contribuyen a reducir la lesión cerebral tanto en hombres como en mujeres. Y una investigación, publicada en 1998 por Robert Rosenson, MD, y colaboradores del Rush Presbyterian St Luke's Medical Center, mencionó que la THS contribuye a disminuir la viscosidad de la sangre, por lo que las mujeres corren un menor riesgo de cardiopatías.

Un estudio controvertido

Los resultados del estudio publicado en la revista *The Journal of the American Medical Association (JAMA)* en 1998 arrojan dudas sobre la eficacia de la terapia hormonal en mujeres con una enfermedad cardíaca conocida. Los investigadores estudiaron a dos mil setecientas sesenta y tres mujeres posmenopáusicas con una enfermedad coronaria establecida y observaron que el tratamiento con estrógenos y progesterona no redujo su tasa global de acontecimientos posteriores relacionados con la enfermedad coronaria. De hecho, en las mujeres tratadas con hormonas se observaron un mayor número de infartos durante el primer año, a pesar de que, más tarde, experimentaron un menor número de infartos y los efectos se equilibraron durante los cuatro años.

Esta noticia fue sorprendente. Sin embargo, muchas de estas mujeres denominadas de alto riesgo, con una historia de como mínimo un acontecimiento previo, indudablemente ya tenían importantes problemas de coagulación y habría sido necesario examinarlas en busca de esta complicación antes de iniciar el tratamiento hormonal. En mujeres normales, los estrógenos administrados a dosis bajas no aumentan la coagulación de la sangre; en mujeres que ya experimentan problemas graves de la coagulación, los estrógenos pueden agravarlos. Lo mismo se ha observado con la utilización de diuréticos, ya que concentran la sangre.

El quid de la cuestión

Como prevención primaria de las cardiopatías, el tratamiento con estrógenos es eficaz en virtud de diversos mecanismos. Para empezar, disminuye los valores sanguíneos de colesterol, y lo que es más importante, aumenta los valores sanguíneos de colesterol HDL, el protector. Mejora la circulación de la sangre hasta el corazón y actúa como antioxidante aumentando la permeabilidad y flexibilidad de los vasos sanguíneos.

Como prevención secundaria, es decir, *en el caso de las mujeres que ya padecen una enfermedad coronaria*, antes de iniciar el tratamiento, es preciso que el médico examine a la mujer en busca de problemas de coagulación. Dado que en el estudio citado previamente los infartos de miocardio inicialmente aumentaron durante el primer año de tratamiento, pero disminuyeron en los últimos años, existe la firme posibilidad de que un seguimiento más prolongado de estas mujeres demostrara un beneficio significativo del THS con el tiempo.

El papel de la progesterona

Desde hace muchos años se sabe que los estrógenos protegen a la mujer frente al infarto, pero hasta fechas cercanas se ha suscitado la preocupación de que la adición de progesterona al régimen de tratamiento con estrógenos contrarrestara los efectos protectores cardíacos. Sin embargo, recientemente un grupo de investigadores de la Universidad de Michigan observaron, en un estudio de más de cinco mil mujeres, que los valores sanguíneos de colesterol de las tratadas tanto con estrógenos como con progesterona eran tan saludables como los de las tratadas sólo con estrógenos. Llegaron a la conclusión de que el riesgo de enfermedad coronaria se redujo en un 40 % para ambos grupos.

En un estudio posterior de tres años de duración, llevado a cabo en casi novecientas mujeres por el doctor Trudy Bush, un epidemiólogo de la Johns Hopkins School of Medicine, y la doctora Elizabeth Barrett-Connor, una experta en hormonas que trabaja en la Universidad de California en San Diego, se observó que una combinación de ambas hormonas era igual de segura para el corazón. No sólo protegió a las mujeres frente al cáncer de endometrio sino también frente a las enfermedades cardíacas. Además, en el estudio no se demostró un aumento del riesgo de cáncer de mama. Y, por último, el ensayo PEPI, mencionado previamente, respalda las pruebas de que la adición de progesterona sólo produce un efecto insignificante sobre la capacidad de los estrógenos para mejorar los valores sanguíneos de colesterol.

El papel de la testosterona

En la actualidad, muchos especialistas en el campo de la endocrinología de la reproducción prescriben dosis muy bajas (1 a 2 mg) de testosterona, la hormona masculina, junto con los estrógenos para mujeres posmenopáusicas que han dejado de producir endógenamente cualquiera de estas hormonas. La testosterona contribuye a aliviar los sofocos que no se interrumpen a pesar de la THS y ha sido autorizada por la Food and Drug Administration con este objetivo. También se utiliza para aumentar la libido y contribuye a eliminar el dolorimiento mamario (llamado mastalgia) y el dolor de cabeza que en ocasiones experimentan las mujeres que siguen un tratamiento hormonal sustitutivo. Esta dosis baja de testosterona no afecta de manera adversa a los valores sanguíneos de los lípidos. Véase el capítulo 8 para más información sobre la testosterona.

Efectos de la THS sobre las enfermedades más frecuentes

A continuación, se proporcionan datos sobre cómo la terapia hormonal sustitutiva afecta a una serie de problemas médicos muy frecuentes.

ALTERACIONES DE LA COAGULACIÓN

Previamente, cuando los anticonceptivos orales, la famosa píldora, contenían dosis altas de hormonas, estimulaban la formación de coágulos sanguíneos y, por consiguiente, la posibilidad de infartos y apoplejías. ¿Ocurre lo mismo con la terapia hormonal sustitutiva actual?

La respuesta es que no. La THS contiene una dosis de estrógenos mucho más baja que incluso la generación más reciente de anticonceptivos orales de dosis muy bajas (minipíldoras), que también han sido declarados medicamentos seguros por la FDA para mujeres no fumadoras, sanas hasta los cincuenta años.

Una dosis de 0,625 mg de estrógenos conjugados al día, o la cantidad equivalente de otros estrógenos, *carece* de efectos sobre los factores de la coagulación de la sangre, excepto en el caso de las mujeres que ya padecen alguna enfermedad relacionada con la coagulación.

Si una mujer tiene una historia de tromboflebitis o tromboembolias, en especial si es obesa, no es aconsejable un tratamiento de sustitución hormonal, ya que es muy propensa a las alteraciones de la coagulación y no debe correr riesgos incluso con la pequeña posibilidad de efectos secundarios del tratamiento de sustitución hormonal. Si, a pesar de todo, necesita estrógenos, el médico puede prescribirlos en dosis muy bajas y examinar sus análisis de sangre en busca de anomalías de los factores de la coagulación.

En cualquier caso, los estrógenos en forma de cremas vaginales o de parche transdérmico parecen eliminar la posibilidad de problemas de la coagulación incluso en las mujeres de alto riesgo. Por consiguiente, si el médico teme complicaciones con los estrógenos por vía oral, los receta en forma de crema o de parche. Sin embargo, recuerde que los parches transdérmicos representan un tratamiento hormonal sustitutivo completo, mientras que la crema vaginal sólo producirá efectos sobre los tejidos vaginales y del sistema urinario.

VENAS VARICOSAS O VARICES

Si una mujer padece varices que no son consecuencia de problemas de la coagulación puede seguir sin riesgos un tratamiento hormonal sustitutivo. Las venas varicosas o varices son venas superficiales cuyas válvulas no funcionan. Todas las venas disponen de finas válvulas que mantienen el movimiento ascendente de la sangre hacia el corazón desde la parte inferior del cuerpo e impiden el flujo retrógrado de la sangre por la fuerza de la gravedad. Cuando las válvulas no funcionan, la sangre retrocede y se estanca, lo que provoca una distensión de las paredes de las venas. Seguir un tratamiento hormonal sustitutivo no aumenta la propensión a las varices, ni tampoco las empeora.

HIPERTENSIÓN ARTERIAL

Aproximadamente en una de cada veinte mujeres la terapia hormonal sustitutiva por vía oral da lugar a la liberación de dos enzimas: la renina procedente de los riñones y la angiotensina procedente del hígado, en ocasiones precipitando un aumento transitorio y reversible de la presión arterial. Sin embargo, no es una razón suficiente para interrumpir el tratamiento y volver a sufrir sofocos, insomnio o problemas sexuales. El médico probablemente le aconsejará parches transdérmicos, que no producen el mismo efecto sobre el hígado y el riñón. Si sólo necesita los efectos locales de los estrógenos, le prescribirá una crema u óvulo vaginal.

ENFERMEDADES DE LA VESÍCULA BILIAR (LITIASIS BILIAR)

Los estrógenos por vía oral pueden aumentar el riesgo de desarrollar síntomas de litiasis biliar (piedras en la vesícula biliar), ya que tienen tendencia a espesar y a concentrar la bilis producida por el hígado. Ésta es la razón de que muchas mujeres con litiasis biliar hayan sufrido problemas menopáusicos en el pasado sin la ayuda de un tratamiento hormonal.

Sin embargo, la solución es simple. El médico le aconsejará los estrógenos por vía transdérmica, lo que evitará este posible problema. Dado que los estrógenos no atravesarán el sistema digestivo, no afectarán al hígado o a la bilis y, por consiguiente, no estimularán la formación de cálculos en la vesícula biliar. También puede utilizar sin riesgos cremas vaginales a base de estrógenos, aunque el beneficio se limita al alivio de los problemas vaginales y urinarios y no tienen efectos beneficiosos sobre los huesos o el corazón.

Naturalmente, si a usted le han extirpado la vesícula biliar, puede tomar los estrógenos en cualquier modalidad. Ya no tendrá que preocuparse de la posibilidad de formar piedras en la vesícula biliar.

DOLENCIAS DEL HÍGADO

El hígado es responsable de metabolizar entre numerosas sustancias y medicamentos los estrógenos que llegan hasta esta víscera. Cuando está alterada la función del hígado, no cumple su misión de manera adecuada y, por consiguiente, los estrógenos pueden llegar a ser tóxicos. Si una mujer presenta una función hepática alterada no debe tomar estrógenos por vía oral. Sin embargo, están indicados en forma de parches o de crema vaginal, ya que los estrógenos no alcanzarán el hígado, lo que de nuevo resuelve un importante problema.

DIABETES

Algunas mujeres diabéticas se muestran reacias al tratamiento hormonal, pero lo cierto es que las diabéticas suelen encontrarse mejor siguiendo un tratamiento con estrógenos que sin ellos. Dado que la dosis de estrógenos es muy baja, rara vez afecta al metabolismo de la glucosa, a pesar de que es necesario un breve período de adaptación. De acuerdo con los resultados del ensayo PEPI, mencionado previamente, la terapia de sustitución hormonal no afecta adversamente al modo en que la sangre metaboliza la glucosa sanguínea (el azúcar). Sin embargo, en las mujeres diabéticas es aconsejable el parche transdérmico porque corren un riesgo mayor de lo normal de desarrollar una litiasis biliar.

De hecho, las mujeres posmenopáusicas que siguen un tratamiento de sustitución con estrógenos tienen menos probabilidades de desarrollar diabetes, de acuerdo con la investigación presentada recientemente en la reunión de la American Diabetes Association. Y también mantienen unos niveles más adecuados de glucosa en sangre que las mujeres que no siguen este tratamiento. Esto respalda los hallazgos de un estudio de la Universidad de Wisconsin en Milwaukee cuyos autores identificaron que las mujeres no tratadas con estrógenos tuvieron casi cinco veces más probabilidades de desarrollar diabetes que las mujeres que los tomaron continuamente durante diez años. Una importante razón que permite afirmar que los estrógenos combaten la resistencia a la insulina, la principal causa de diabetes tipo 2 (del adulto).

FIBROMAS

Los fibromas, tumores musculares benignos que se observan casi invariablemente en las paredes uterinas de las mujeres de más de cuarenta años, pueden ser tan pequeños como un grano de arena o tan grandes como una pelota de baloncesto. Sin embargo, sin que importe el volumen que lleguen a tener, no hay que hacer nada a menos que los problemas que causen sean intolerables. A pesar de que rara vez son dolorosos y no son peligrosos en sí mismos, pueden sangrar profusamente, provocar una sensación de presión e invadir órganos próximos como la vejiga urinaria o el recto provocando problemas.

Los fibromas no son iniciados por los estrógenos pero su desarrollo depende de estas hormonas, y crecen especialmente bien en los años de vida genital activa de la mujer, mientras que después de la menopausia su tamaño se reduce a medida que disminuye la secreción de estrógenos. Por consiguiente, si una mujer es portadora de un fibroma, ¿es razonable que siga un tratamiento sustitutivo hormonal? En la mayoría de los casos, sí. Sólo excepcionalmente las dosis bajas utilizadas en el tratamiento hormonal sustitutivo pueden inducir el crecimiento de un fibroma. Sin embargo, es la excepción. En este caso, y si el fibroma es de gran tamaño, el médico le aconsejará interrumpir el tratamiento y esperar un par de años hasta que el fibroma disminuya de tamaño antes de reiniciar el tratamiento.

Cataratas

Un estudio de casi tres mil mujeres, llevado a cabo por un oftalmólogo de la Universidad de Wisconsin, puso de manifiesto que en las mujeres tratadas con estrógenos durante como mínimo cinco años después de la menopausia el riesgo de catarata se redujo en un 10 %. En las mujeres que tomaron estrógenos durante veinte años, las posibilidades de cataratas se redujeron en un 35 %. Asimismo, se dispone de pruebas cada vez mayores de que una dieta rica en antioxidantes, en especial vitamina E, vitamina C y carotenoides, puede reducir las probabilidades de desarrollar cataratas. Es aconsejable que no prolongue en exceso sus exposiciones al sol y que deje de fumar.

DEGENERACIÓN MACULAR SENIL

Los datos preliminares indican que los estrógenos reducen el riesgo de desarrollar una degeneración macular senil, es decir, relacionada con la edad; la causa principal de ceguera legal en la mayoría de los países industrializados, que es tres veces más frecuente en mujeres que en hombres. El riesgo aumenta con la edad y afecta a alrededor del 35 % de las mujeres de más de setenta y cinco años.

ENDOMETRIOSIS

La endometriosis, una enfermedad crónica que puede ser muy dolorosa, hace su aparición cuando los tejidos que normalmente se encuentran en la mucosa del útero migran fuera de esta cavidad y se desarrollan en otros tejidos como en los de los ovarios o los intestinos.

¿Es recomendable un tratamiento de sustitución hormonal después de la menopausia si una mujer ha padecido endometriosis? o ¿puede causar una recidiva de la enfermedad? Probablemente esta mujer puede seguir un tratamiento de sustitución hormonal porque es raro que los estrógenos estimulen el desarrollo de más tejido que migra a otras localizaciones, pero es preciso un control cuidadoso. En alrededor del 5 % de mujeres se producirá una recidiva. Algunas mujeres son tratadas con una dosis más baja de lo habitual que contribuye a aliviar los síntomas de la menopausia pero no reactiva la enfermedad.

ARTRITIS

El tratamiento hormonal sustitutivo no empeora una osteoartritis sino que más bien puede mejorarla, en ocasiones aliviando espectacularmente el dolor articular después de dos semanas. En realidad, los estrógenos pueden contribuir a aliviar la artritis. En un estudio reciente se examinó a casi cinco mil mujeres posmenopáusicas en busca de la presencia de osteoartritis de cadera. Las mujeres tratadas con estrógenos corrieron un riesgo un 30 % más bajo de desarrollar artritis e incluso muchas menos probabilidades de experimentar una artritis más grave.

Y lo que es más importante, los estrógenos protegen frente al desarrollo de una artritis reumatoide, una enfermedad autoinmune de origen genético cuyo momento de inicio más frecuente es justo después de la menopausia. De acuerdo con un grupo de epidemiólogos de Holanda que estudiaron a mil mujeres de edad avanzada, la mitad con osteoartritis y la otra mitad con artritis reumatoide, en las mujeres que iniciaron más precozmente un tratamiento de sustitución hormonal se detectó una incidencia notoriamente más baja del tipo reumatoide.

En otro estudio, en la Universidad de California de San Francisco, se puso de manifiesto que las mujeres con artritis reumatoide que siguieron un tratamiento hormonal sustitutivo experimentaron síntomas más leves que las mujeres que lo habían tomado previamente o no lo habían utilizado nunca.

Los estrógenos y su cerebro

Una dosis diaria de estrógenos después de la menopausia puede contribuir a mantener un funcionamiento cerebral óptimo, aliviando los lapsos de memoria relacionados con la edad y las dificultades de concentración que tienen tendencia a aumentar a medida que una persona envejece. Los estrógenos, tanto en los hombres como en mujeres, parecen mejorar la función cerebral disminuyendo la lesión que provocan los radicales libres, aumentando la densidad de las dendritas y estimulando la producción de importantes neurotransmisores, las sustancias químicas que establecen las conexiones entre las células cerebrales y que son la clave para la salud de las células nerviosas o neuronas.

Los estudios observacionales respaldan esta posibilidad. Por ejemplo, los científicos de la McGill University examinaron la memoria verbal de docenas de mujeres posmenopáusicas y pusieron de manifiesto que con el tratamiento de sustitución con estrógenos sus recuerdos y su memoria mejoraron significativamente. Utilizando técnicas de diagnóstico por imagen cerebral, durante las pruebas de memoria verbal y no verbal, los investigadores de la Universidad de Yale pusieron de manifiesto que en cuarenta y seis mujeres posmenopáusicas tratadas con estrógenos la actividad cerebral era mayor que en las mismas mujeres cuando recibieron un placebo. Como indica Sally Shaywitz, MD, la principal autora del estudio, que se publicó en *The Journal of the American Medical Association* en 1999, incluso después de un tratamiento breve con estrógenos, «se crean nuevos circuitos neurales».

Y todavía más fascinante fue un estudio piloto publicado en 1999 en el que participó nuestro grupo y donde se demostró un cambio espectacular en la capacidad de razonamiento de un pequeño grupo de mujeres de más de ochenta años cuando fueron tratadas con estrógenos. Las mujeres, que nunca habían tomado estrógenos previamente, experimentaban una pérdida normal, relacionada con la edad, de la memoria a corto plazo. El flujo sanguíneo cerebral aumentó y solamente al cabo de un mes la mejora de la memoria se hizo evidente tanto para ellas como para sus familias. Este estudio ha continuado con un mayor número de participantes y un control con un grupo placebo.

Estrógenos y enfermedad de Alzheimer

Se dispone de pruebas crecientes de que el tratamiento con estrógenos retrasa en unos diez años el inicio de la enfermedad de Alzheimer. Un gran estudio reciente, considerado por muchos investigadores, demostró que mientras que la edad promedio de inicio entre la población general es a finales de la década de los setenta años, la edad media de inicio entre mujeres que siguen una THS es a finales de la década de los ochenta.

Se dispone de pruebas cada vez mayores de que las mujeres que siguen un tratamiento con estrógenos tienen menos probabilidades de sufrir una enfermedad de Alzheimer y, si la contraen, los síntomas son más leves. De hecho, en un estudio se sugiere que las mujeres posmenopáusicas que han tomado estrógenos alguna vez tienen un 75 % menos de probabilidades de desarrollar la enfermedad.

En un estudio publicado en 1996, los investigadores de la University of Southern California pusieron de manifiesto que los estrógenos parecen inhibir el deterioro mental preservando las células cerebrales. Entre las ocho mil ochocientas setenta y nueve mujeres estudiadas, las tratadas con estrógenos tuvieron un 40 % menos de probabilidades de experimentar la enfermedad de Alzheimer.

Este hallazgo es muy importante si con el tiempo se demuestra su validez, ya que las mujeres comprenden el 72 % de la población de más de ochenta y cinco años, y aproximadamente la mitad del grupo padece la enfermedad de Alzheimer. Y las mujeres no sólo constituyen una mayor proporción de esta población anciana, sino que la enfermedad se expresa más precozmente en el sexo femenino.

En otro importante estudio publicado en la revista *Neurology* en 1999 los investigadores de la clínica Mayo compararon a doscientas veintidós mujeres que sufrían la enfermedad de Alzheimer con un grupo similar de doscientas veintidós mujeres posmenopáusicas sanas. Sus conclusiones fueron que las mujeres tratadas con estrógenos durante al menos seis meses después de la menopausia tuvieron muchas menos probabilidades de desarrollar la enfermedad de Alzheimer que las que nunca utilizaron hormonas. Y cuanto más prolongado fue el tiempo que utilizaron hormonas, menor fue el riesgo.

En la actualidad se considera que los estrógenos confieren un efecto protector frente al desarrollo de la enfermedad reduciendo la producción de neurotoxina que da lugar a la formación de placas seniles, unas estructuras redondeadas que se distribuyen por la corteza cerebral, y a la destrucción de las neuronas del cerebro.

Para mujeres que ya padecen la enfermedad de Alzheimer, un estudio indicó que las pacientes tratadas con estrógenos presentaron una mejora significativa, aunque pasajera, de la atención y la memoria, comparado con el grupo de control tratado con placebo. En realidad se ha descubierto que los estrógenos tienen un efecto más eficaz que la tacrina, un fármaco desarrollado para retrasar la progresión de la enfermedad de Alzheimer. Y una combinación de estrógenos y tacrina es más eficaz que cualquiera de ambos fármacos por separado.

Lo mismo se ha descubierto para un medicamento más nuevo, el donepecilo, de acuerdo con la información de un estudio clínico a gran escala publicado por los investigadores del New York Weill Cornell Center del New York Presbyterian Hospital. En un estudio de seiscientas tres mujeres posmenopáusicas con enfermedad de Alzheimer, alrededor del 65 % de las mujeres tratadas con donepecilo en combinación con estrógenos mostraron una clara mejora en las puntuaciones de las pruebas cognitivas comparado con el 54 % de mujeres tratadas solamente con donepecilo.

Estrógenos y cáncer de colon

En las mujeres tratadas con estrógenos disminuye sustancialmente su riesgo de un cáncer de colon fatal, tal como sugiere un estudio de la American Cancer Society. Si es verdad, la razón podría ser que los estrógenos disminuyen la concentración de ácidos biliares en el colon, reduciendo la probabilidad de desarrollo de un tumor.

Pruebas adicionales de sus efectos sobre el cáncer colorrectal proceden de la University of Southern California School of Medicine, donde los investigadores analizaron los datos sobre un estudio durante un período de catorce años, de siete mil setecientas una mujeres, de cuarenta y cuatro a noventa y ocho años, y todas libres de cáncer al inicio del estudio, y publicaron sus hallazgos en noviembre de 1999. Al término de este período, pusieron de manifiesto que las mujeres que eran usuarias recientes de una terapia de sustitución con estrógenos, comparado con las nunca usuarias, corrieron un tercio del riesgo de sufrir un cáncer de colon.

De nuevo, lo esencial

Por consiguiente, si usted necesita los beneficios de los estrógenos después de la menopausia, tome una decisión informada y siempre según el consejo de su médico, siga el tratamiento y deje de preocuparse. El tratamiento de sustitución hormonal es absolutamente inocuo cuando se utiliza correctamente y se establecen controles y revisiones regulares. No solamente *no* le provocará cáncer sino que contribuirá a protegerla *frente* al cáncer. También protegerá sus huesos y su corazón y, aunque no puede detener el reloj biológico, supondrá una diferencia notable en su calidad de vida.

Por lo tanto, en el capítulo siguiente abordaremos los cambios y transformaciones que tienen lugar en su cuerpo durante la menopausia de modo que pueda tomar una decisión inteligente sobre lo que tiene que hacer al respecto.

Capítulo 3

Cómo se prepara su cuerpo para la menopausia

La menopausia es un misterio para un número asombroso de mujeres que nunca han pensado en ella previamente, pero es un acontecimiento natural y normal de la vida que le sucede a cada mujer que vive el tiempo suficiente como para experimentarlo.

Para comprender la menopausia, es preciso que comprenda el importante papel que desempeñan los estrógenos durante toda la vida genital activa, empezando con la pubertad. Cuando terminan los años reproductores y su cuerpo empieza a prepararse para la menopausia, gradualmente cesa la ovulación y en sus ovarios disminuye la producción de estrógenos y progesterona, las dos principales hormonas femeninas. Este período de la vida se conoce con el nombre de *perimenopausia*, una época potencialmente experimental porque lo que ocurre en ese momento es impredecible, y, si es usted como la mayoría de las mujeres, nunca estará segura de lo que es normal y de lo que no lo es.

A continuación, se describen brevemente los cambios que se producen en el recorrido desde la pubertad hasta la menopausia. En el próximo capítulo describiremos la menopausia, el período de su vida *después* de haber tenido la última menstruación.

Los años reproductores

Los estrógenos son las hormonas responsables de transformar el cuerpo de una niña en el de una mujer, haciendo posible la concepción y el embarazo. Unos pocos años antes de la menarquia, el primer período menstrual, los ovarios de una niña empiezan a secretar estrógenos como respuesta a la estimulación de una hormona, la gonadotrofina foliculoestimulante (FSH), producida por la hipófisis, la llamada glándula maestra. A su vez, la secreción de FSH se activa a través de una región del cerebro denominada hipotálamo, que libera la hormona liberadora de gonadotrofinas (GN-RH). Después de uno a cinco años de producción de estrógenos, se inicia la ovulación, lo que estimula la producción de progesterona, la otra hormona femenina importante que, junto con los estrógenos, es responsable de la menstruación. La progesterona también es un compuesto químico secretado por los ovarios y, hasta un menor grado, por las glándulas suprarrenales, unas pequeñas formaciones que se encuentran sobre cada riñón.

El ciclo menstrual

Aproximadamente cada mes hasta que la mujer alcanza la menopausia, sólo interrumpido por los embarazos, una mujer normal tiene un ciclo menstrual típico. El hipotálamo inicia el ciclo produciendo GN-RH. La hipófisis, estimulada por esta hormona, secreta FSH, que da lugar a la liberación de estrógenos a partir de los ovarios.

En este momento los folículos del ovario inician su desarrollo. Uno de los folículos alcanza la madurez en aproximadamente dos semanas, mientras que los otros dejan de desarrollarse, y el folículo está a punto para liberar el óvulo –es el momento de la ovulación. La hipófisis libera una segunda hormona denominada gonadonatrofina luteinizante (LH) como respuesta a la secreción máxima de estrógenos por parte del ovario. La LH hace que el óvulo se libere del folículo. Una vez se ha producido la ovulación, el óvulo alcanza la trompa de Falopio y sigue su camino hasta el útero.

Mientras tanto, el cuerpo lúteo, la porción del folículo residual después de la liberación del óvulo, asume una importante función endocrina. Al cabo de unos pocos días, inicia la producción de progesterona, que es máxima uno o dos días después. Por consiguiente, en la primera parte del ciclo menstrual, o fase folicular, se produce una secreción constantemente creciente de estrógenos a partir de los ovarios, y en la segunda parte del ciclo, o fase luteínica, se produce una secreción tanto de estrógenos como de progesterona.

MIENTRAS TANTO, EN EL ENDOMETRIO

Mientras tanto, en el endometrio, la mucosa que tapiza el útero, tienen lugar una serie de cambios. Los estrógenos dan lugar al desarrollo del endometrio a través de la proliferación de las células que producen un engrosamiento del tejido que es idóneo como soporte del óvulo fecundado y del feto en desarrollo. Sin embargo, cuando el óvulo no es fecundado, la progesterona hace que la mucosa endometrial engrosada se organice en capas, que se descaman en el momento de la menstruación. Como consecuencia de la acción de la progesterona, la mucosa endometrial se descama y fluye a través de la abertura del útero hasta la vagina, dejando atrás un endometrio cuyas capas de células son nuevamente finas. Y el ciclo menstrual comienza de nuevo.

Este proceso cíclico empieza a cambiar a medida que el cuerpo de la mujer se aproxima a la menopausia.

Perimenopausia: preparación para la menopausia

La perimenopausia, el período en el que su cuerpo se prepara para la menopausia, puede ser una época especialmente difícil para muchas mujeres, a pesar de que rara vez dura más de un año o dos. La mujer puede tener menstruaciones por completo irregulares y quizás síntomas menopáusicos muy molestos, a pesar de que para la mayoría de las mujeres los síntomas no aparecen hasta que se inicia la menopausia propiamente dicha.

LOS CAMBIOS FISIOLÓGICOS

Aproximadamente dos a cuatro años antes de que la mujer tenga su última menstruación, es decir, la menopausia, deja de ovular o bien produce óvulos de manera irregular o sólo ocasionalmente. Se han ido perdiendo los aproximadamente cuatrocientos mil óvulos con los que estaba dotado el ovario en el momento de la pubertad, a pesar de que los ovarios continúan produciendo estrógenos.

Sin embargo, puesto que la producción de progesterona depende por completo de la ovulación, el cuerpo de la mujer deja de elaborar esta importante hormona. O bien solamente la produce de manera irregular y, por esta razón, a partir de este momento la menstruación es muy irregular. Como antes, los estrógenos continúan produciendo la proliferación de la mucosa endometrial en anticipación de un embarazo, pero no se produce secreción de progesterona, o sólo es ocasional e insuficiente como para que la mucosa se descame como durante la vida genital activa en forma de menstruación.

En este momento, en lugar de menstruaciones regulares, la mujer empieza a observar una acusada irregularidad menstrual, ya que el endometrio se descama siempre que está preparado para ello, aunque rara vez por completo y, en consecuencia, algunos meses tiene la menstruación y otros no.

SIGNOS DE LA PERIMENOPAUSIA

Cuando una mujer se encuentra en el período perimenopáusico, probablemente no menstruará cada mes. No es frecuente que la menstruación cese bruscamente, porque el declive de la función de los ovarios suele ser progresivo. Su menstruación puede retrasarse unos días, o adelantarse una semana. Sus ciclos menstruales pueden ser más breves que durante su vida genital activa o, por el contrario, más prolongados. Su menstruación puede ser más escasa o abundante, y quizás con la presencia de algunos coágulos de tejido endometrial. Es posible que al cabo de unos meses se interrumpa bruscamente la menstruación para volver a iniciarse poco después. Con frecuencia no existe el mismo patrón de ciclo menstrual que antes y los períodos menstruales varían de cualquier modo posible. Esta conducta irregular, que es casi una imagen refleja de lo que ocurrió durante la pubertad, puede ser muy desagradable si la mujer no está preparada para ello.

Si es afortunada, su perimenopausia será breve y sólo durará unos meses. Sin embargo, la duración media es aproximadamente de un año y en ocasiones este período se prolonga hasta cinco o seis años.

Algunas mujeres, las más afortunadas, no tienen menstruaciones irregulares, sino que simplemente un día dejan de menstruar y eso es todo.

Ha llegado el momento de consultar a su médico

Cuando empiece a tener menstruaciones irregulares, *es preciso* que consulte a su médico. No suponga simplemente que ya está menopáusica, sobre todo si es usted más joven de la edad habitual para la menopausia.

Las hemorragias pueden ser consecuencia de una situación más grave y requieren una investigación. En este momento, la mayoría de los médicos obtienen una muestra de la mucosa endometrial, para practicar lo que se conoce como biopsia endometrial, con la finalidad de asegurarse de que todo es normal. Más adelante, si la mujer continúa presentando hemorragias irregulares, el médico la examinará cada seis meses mediante una biopsia endometrial o una ecografía, ya que siempre existe la posibilidad, aunque remota, de que la hemorragia no esté provocada por la perimenopausia en sí, sino por una hiperplasia endometrial, un pólipo, un fibroma muy voluminoso o quizás otro problema hormonal como el hipotiroidismo (la falta de secreción de la hormona de la glándula tiroides). Naturalmente, el cáncer es una posibilidad remota que es preciso descartar.

Así pues, no corra riesgos, y consulte a su médico. Es preferible que consulte directamente a su ginecólogo, ya que es el especialista en la salud reproductora de la mujer.

¿Podría estar embarazada?

Es completamente normal que no tenga una menstruación o dos o quizás que la menstruación se interrumpa durante unos meses porque la función de sus ovarios se reduce progresivamente y la secreción de progesterona está disminuyendo, pero también existe la posibilidad remota de que no tenga la menstruación porque se haya quedado embarazada. Si existe cualquier posibilidad de que sea así, consulte a su médico. La ovulación es irregular durante la perimenopausia y en una de estas ocasiones la mujer puede producir un óvulo viable que sea fecundado. Por consiguiente, es una excelente idea que como mínimo un año después de su última menstruación utilice algún método anticonceptivo eficaz.

Una vez la secreción de FSH aumenta hasta un determinado nivel, de 40 unidades por mililitro, lo que puede determinarse mediante un simple análisis de sangre, será casi imposible que se quede embarazada. Sin embargo, *casi* es una importante palabra porque existe la posibilidad de que aun cuando no haya ovulado durante meses, los altos valores de FSH estimulen los ovarios, dando lugar a la liberación de otro óvulo. Y, a su vez, este óvulo puede dar lugar a un embarazo. Será necesario que tome la importante decisión de si desea o no tener este hijo y, sea cual sea la conclusión a la que llegue, deberá tomar medidas. Incluso si considera que ya está menopáusica, consulte a su médico, que la someterá a una revisión.

¿Cuándo se inician los síntomas de la menopausia?

Probablemente, durante este período preliminar, la perimenopausia, no experimentará los síntomas típicos de menopausia. Habitualmente estos síntomas no se inician hasta que la mujer ha dejado de menstruar para siempre, pero en un 15-20 % de mujeres, durante este período de menstruaciones irregulares, se inician los síntomas menopáusicos típicos (véase el capítulo 5), quizás acompañados de modificaciones perceptibles del humor similares al síndrome de tensión premenstrual (irritabilidad, agresividad y tendencia a la de-

presión). Aunque la sequedad vaginal se hace más evidente
después de la menopausia, también puede desarrollarse en
este momento.

El tratamiento de sustitución hormonal debe esperar

Por importantes que sean sus sofocos u otros síntomas desagradables durante la perimenopausia, en este período no recomendamos que inicie un tratamiento de sustitución hormonal, excepto bajo la supervisión cuidadosa de un ginecólogo,
que controlará el estado de la mucosa endometrial. La razón
de ello es que las mujeres todavían producen cantidades importantes de estrógenos, como mínimo ocasionalmente, a medida que su organismo trata de estimular la ovulación, y la adición de más estrógenos puede provocar un nivel sanguíneo
excesivamente alto de éstos. Las cantidades tan altas de estrógenos pueden provocar una rápida proliferación del endometrio. Al mismo tiempo, la mujer ya no ovula y, por consiguiente,
no produce progesterona endógena, la hormona responsable de
la descamación del endometrio. La progesterona suministrada
por el tratamiento de sustitución hormonal representa una dosis baja, demasiado baja para contrarrestar adecuadamente los
niveles astronómicos de estrógenos que en ocasiones se producen durante la perimenopausia.

Otra razón de evitar el tratamiento de sustitución con estrógenos es la remota posibilidad de un embarazo, ya que una
cantidad excesiva de estrógenos produce efectos perjudiciales
sobre el feto.

Hasta que no comprenda por completo lo que está sucediendo en su organismo, los cambios que se producen en sus
órganos sexuales, se sentirá confusa. El envejecimiento de los
ovarios empieza desde el nacimiento porque el número de

folículos ováricos disminuye progresivamente hasta la menopausia. A medida que transcurren los años y la mujer va perdiendo los miles de folículos de los que al principio está dotado su ovario (unos siete millones durante la vida embrionaria), la función ovárica gradualmente declina y su cuerpo produce cada vez menos estrógenos. Sin embargo, la hipófisis «no lo sabe», de modo que cuando los niveles de estrógenos disminuyen hasta unos determinados valores, la hipófisis empieza a trabajar a marchas forzadas en una tentativa desesperada de estimular los ovarios para que produzcan más estrógenos. En consecuencia, esta glándula secreta grandes cantidades de FSH y, al mismo tiempo, libera grandes cantidades de gonadotrofina luteinizante (LH) para estimular la ovulación. Estas señales llegan al hipotálamo, una región localizada en el cerebro, que también se activa en exceso produciendo y secretando mayores cantidades de hormona liberadora de gonadotrofinas.

Las cantidades normales de FSH circulante durante los años de vida fértil son inferiores a 10 unidades por mililitro de sangre. En el momento de la perimenopausia pueden aumentar hasta valores superiores a cuarenta, en ocasiones, incluso hasta 1.000 unidades por mililitro. Cuando los valores de FSH aumentan, pueden fluctuar pero en general permanecen altos durante el resto de la vida de la mujer, a pesar de que en último término su organismo se adapta a dichos valores altos.

En la perimenopausia, las células residuales productoras de estrógenos responderán a la FSH y funcionarán a máxima velocidad para producir más y más hormonas. Además, las células adiposas producirán estrógenos a partir de la transformación de los andrógenos, las hormonas masculinas producidas también por las glándulas suprarrenales y los ovarios de todas las mujeres.

Y ésta es la razón de que paradójicamente los niveles de estrógenos puedan ser astronómicos en el momento en que la función de sus ovarios empieza a declinar. Sin la progesterona suficiente para provocar la descamación de la mucosa endometrial, una mujer puede desarrollar una hiperplasia endometrial, la proliferación excesiva del endometrio, que a la larga puede provocar como consecuencia un cáncer, si no se trata.

Sin embargo, existe una excepción a esta norma.

La excepción a la norma

A pesar de que durante la perimenopausia no se recomiendan las dosis estándar de hormonas que suministra el tratamiento de sustitución hormonal, en este momento es recomendable un tratamiento en dosis bajas de estrógenos si la mujer los necesita para aliviar los síntomas graves. Habitualmente, la vía de administración idónea son los parches transdérmicos, que pueden distribuir una dosis muy baja de estrógenos (0,025 mg al día), proporcionando la dosis suficiente para aliviar los síntomas en la mayoría de los casos pero sin causar problemas.

La utilidad de la progesterona

Si sus menstruaciones irregulares y los síntomas menopáusicos precoces le resultan muy molestos, dispone de dos medios aceptables para regularizar estas menstruaciones consiguiendo que se presenten aproximadamente en la misma fecha cada mes hasta que la menstruación se retire por completo.

La primera opción es tomar sólo progesterona cada cuatro u ocho semanas, habitualmente prescrita en dosis de 5 a 10 mg diarios que se toman durante diez a catorce días por ciclo menstrual. Con esto la mujer consigue menstruaciones regulares hasta llegar a la menopausia, iniciándose cada período menstrual unos pocos días después de haber tomado el último comprimido del ciclo. La progesterona también garantiza una descamación completa del endometrio cada mes y con frecuencia sólo se prescribe por esta razón. En muchas mujeres la proliferación del tejido endometrial durante la perimenopausia es tan intensa que necesitan un tratamiento con progesterona para prevenir o resolver dicha proliferación anómala del endometrio.

La progesterona también se utiliza como un medio de evitar las biopsias endometriales sistemáticas. Las biopsias son el método habitual para investigar una hemorragia irregular con el objetivo de asegurarse de que la hemorragia se debe a la perimenopausia y no a una anomalía patológica. Sin embargo, si el tratamiento con progesterona da lugar a menstruaciones regulares, sin la presencia de hemorragias en los otros días del mes, su médico no necesitará practicar una biopsia. Para más detalles sobre el examen del endometrio, véase el capítulo 13.

Algunas mujeres en este estadio de la vida reproductora están constantemente preocupadas por la posibilidad de un embarazo. La progesterona, que da lugar a una hemorragia mensual tranquilizadora, también les evita esta preocupación.

Por último, cuando la cantidad de estrógenos no sea suficiente para producir la proliferación mensual del endometrio, su menstruación cesará con independencia de que continúe tomando o no progesterona. Y cuando esto ocurra, habrá llegado a la menopausia.

¿Y si prueba la píldora?

La segunda opción antes de la menopausia, si no desea vivir con estas menstruaciones irregulares y estos sofocos tan precoces, es la píldora anticonceptiva. Si todavía tiene la menstruación y no desea quedarse embarazada, los anticonceptivos orales de dosis bajas, la minipíldora, producen unos niveles de estrógenos circulantes muy próximos a los que la mujer tenía antes de la perimenopausia. Los anticonceptivos orales combinados (estrógenos y progesterona), a dosis bajas, más recientes, modularán el flujo menstrual y regularán la menstruación, que volverá a ser mensual, aproximadamente en la misma fecha cada mes, y al mismo tiempo la píldora evitará la posibilidad de un embarazo y aliviará los síntomas menopáusicos.

Y esto no es todo. Un tratamiento a largo plazo con anticonceptivos orales contribuye a mantener la masa ósea y la densidad mineral ósea y reduce en más del 50 % el riesgo de cáncer de útero y de ovario. Por otra parte, en las mujeres que siguen un tratamiento con anticonceptivos orales los ginecólogos han observado una disminución de los quistes ováricos y de tumores mamarios benignos.

En general, la píldora anticonceptiva de dosis muy bajas (la minipíldora) es un tratamiento muy eficaz durante la perimenopausia. El problema es que muchas mujeres no toleran sus efectos secundarios, que con frecuencia incluyen dolorimiento mamario, aumento de peso, retención de agua y depresión y, en consecuencia, necesitan otras soluciones.

Éste es también el caso de las mujeres que fuman. Los anticonceptivos orales actuales se caracterizan por dosis mucho más bajas de hormonas que los anticonceptivos orales de unos años atrás, pero, cuando se combinan con el tabaquismo, aumentan el riesgo de problemas de coagulación (tromboflebitis) y enfermedades cardíacas. En 1999, la doctora Mary C. Davis, de la Arizona State University, publicó un estudio en el que determinó los efectos del hábito tabáquico y de los anticonceptivos orales como respuesta al estrés agudo. Uno de los principales hallazgos fue que las usuarias de anticonceptivos orales tenían una reactividad cardiovascular significativamente mayor al estrés, pero *sólo* si también eran fumadoras.

Si no fuma, no se preocupe. Los anticonceptivos orales de dosis muy bajas, que sólo contienen aproximadamente una cuarta parte de la dosis de estrógenos y menos de la mitad de la dosis de progesterona de sus predecesores, han sido declarados medicamentos seguros por la FDA para mujeres no fumadoras sanas hasta los cincuenta años, o la menopausia, lo que ocurra primero.

La píldora comparada con el tratamiento de sustitución hormonal

Los anticonceptivos orales *suprimen* y *reemplazan* la propia producción de estrógenos de la mujer, a diferencia del tratamiento hormonal sustitutivo, que *añade* una cantidad de estrógenos a su propio suministro, lo que en ocasiones produce en la perimenopausia un aumento extraordinario de los niveles de estrógenos en sangre, ya que los ovarios responden a la presión ejercida por la hipófisis secretando más estrógenos. Al mismo tiempo, garantizan un suministro suficiente de progesterona.

Mientras siga un tratamiento con anticonceptivos orales no sabrá si tiene la menopausia, a menos que deje de tomarlos durante una semana o dos y le hagan un análisis de sangre para determinar sus niveles sanguíneos de FSH. Si estos niveles son inferiores a 40 unidades por mililitro de sangre, indican que está menopáusica y, si lo desea, con el consejo de su médico, puede reemplazar los anticonceptivos orales directamente por un tratamiento hormonal sustitutivo. También puede seguir tomando anticonceptivos orales, utilizándolos como tratamiento sustitutivo, pero en realidad suministran más hormonas de las necesarias y la terapia hormonal sustitutiva es una mejor elección.

Las vitaminas

Si su único problema durante la perimenopausia son las oleadas de calor o sofocos, un tratamiento diario con vitamina E puede aliviar este molesto síntoma. Esta vitamina antioxidante con frecuencia es muy eficaz con los síntomas menopáusicos leves. A pesar de que no se sabe exactamente cómo funciona, en especial dado que la vitamina E es una coenzima que normalmente no es producida por el cuerpo humano, parece contribuir a mantener unos valores sanguíneos de estrógenos más estables. La dosis adecuada son cuatrocientas unidades dos veces al día y, si es necesario, esta dosis puede doblarse hasta un total de mil seiscientas unidades diarias.

Para estos síntomas, algunas mujeres también consideran útiles los suplementos de vitamina B y C, a pesar de que no se dispone de estudios científicos que determinen su eficacia. Si desea probarlo, empiece con 500 mg de vitamina C al día y un comprimido de 50 mg de vitaminas del complejo B.

Véase el capítulo 6, para más sugerencias diferentes de los estrógenos como tratamiento de los síntomas menopáusicos desagradables.

Afrontar los cambios del humor

Durante este período de transición que es la perimenopausia, para los cambios del humor, constantes y desconcertantes, muy semejantes a los que se producen en el síndrome de tensión premenstrual, consulte a su médico la posibilidad de utilizar tranquilizantes o antidepresivos hasta que las subidas y bajadas de la producción de estrógenos hayan cesado. O también es recomendable que utilice los anticonceptivos orales, como se ha descrito previamente. Pueden aliviar considerablemente estas fluctuaciones del humor.

Mientras tanto, recuerde que la perimenopausia es una fase de transición que rara vez dura más de un año.

Y por último, la menopausia

En último término, la menstruación cesará. Cuando no haya tenido la menstruación durante doce meses consecutivos, se puede llegar a la conclusión de que ha alcanzado la menopausia.

Para asegurarse de que es verdad, en especial antes de prescribir un tratamiento de sustitución hormonal, el médico confirmará su estado solicitando un análisis de sangre para determinar los valores de FSH circulante. Cuanto más próxima está una mujer de la menopausia, mayores son los niveles de FSH. Si en el análisis se indican unos valores de 20 o 25 unidades por mililitro, son un indicio de que está a punto de entrar en la menopausia. Con unos valores de 40 unidades por mililitro o más, con toda seguridad ha entrado en la menopausia.

Capítulo 4

Menopausia: cambios que implica

La menopausia es el último período menstrual o la última menstruación (el término procede del griego *men*, mes, y *pausi*, cesación). Sólo significa un momento en el tiempo, un acontecimiento individual en un largo proceso fisiológico denominado síndrome climatérico. Este síndrome es una secuencia de acontecimientos que pueden continuar durante más de treinta y cinco años, empezando en los últimos años de la década de los veinte o a principios de la década de los treinta, cuando la producción de estrógenos en la mujer inicia su declive, y termina mucho después de la menopausia.

El climaterio incluye todos los años de esta disminución de la secreción de estrógenos, tanto antes como después de la última menstruación. En un momento del climaterio, cuando las hormonas producidas por los ovarios dejan de ser suficientes para estimular la ovulación y la menstruación, la mujer tiene la menopausia. Mientras tanto, en el climaterio continúa disminuyendo inexorablemente el nivel de hormonas y produciéndose un gran número de cambios en el cuerpo de la mujer.

Todo el proceso es como la pubertad pero al revés. Todas las áreas del cuerpo de la mujer y la capacidad reproductora que se desarrollaron en la pubertad y después se mantuvieron gracias a los estrógenos empiezan a transformarse de nuevo a medida que los ovarios dejan de tener un papel predominante.

¿Cuándo ocurre?

La edad promedio de la menopausia, la última menstruación, es de cincuenta y dos años, con unos límites normales que fluctúan entre los cuarenta y cinco y los cincuenta y cinco años. Naturalmente algunas mujeres tienen la menopausia mucho antes o mucho después. Aproximadamente cinco de cada cien mujeres continúan menstruando después de los cincuenta y tres años, e incluso algunas hasta los sesenta o más. Aproximadamente ocho de cada cien mujeres tienen la menopausia antes de los cuarenta.

La edad de la menopausia está determinada principalmente por los genes. En consecuencia, sin interferencias externas, tendrá la última menstruación aproximadamente a la misma edad que la tuvieron su madre, abuela materna tías y hermanas.

Nadie conoce la razón de que los ovarios dejen de producir estrógenos en un momento dado, pero probablemente coincide con la depleción de todos los folículos ováricos. Al nacer, la dotación de folículos de una niña es de alrededor de cuatrocientos mil. A los cuarenta años, una mujer promedio sólo dispone de entre cinco mil y diez mil folículos y, acto seguido, el número disminuye inexorablemente.

Al contrario de lo que la gente cree, la edad a la que tuvo la primera menstruación no guarda ninguna relación con la edad de la menopausia. De hecho, no existe ninguna correlación entre estos dos importantes acontecimientos de su historia biológica. Así pues, no significa nada, por lo que respecta al momento de la menopausia, que usted tuviera la primera menstruación a los once o a los diecisiete.

Naturalmente, tendrá la menopausia *instantáneamente*, de un día para otro, con independencia de su edad, si sufre una lesión de los ovarios o es sometida a una ovariectomía, antes de que los ovarios hayan dejado de producir estrógenos por sí solos.

LAS RAZONES DE UNA MENOPAUSIA PRECOZ

Si usted se encuentra entre el 8 % de mujeres que tienen una menopausia espontánea (es decir, no artificial o quirúrgica) antes de los cuarenta años, probablemente la razón es que su menopausia está programada *precozmente* de forma genética y es posible que en su familia identifique casos análogos. Por otra parte, las mujeres que ovulan en más de una ocasión cada mes, pierden antes su dotación de folículos ováricos y, en consecuencia, su menopausia se adelanta. También se han descubierto otras razones, como las anomalías cromosómicas: por ejemplo, el síndrome de Turner y otras alteraciones cromosómicas se caracterizan por una disminución de la producción de folículos y la función de los ovarios declina a una edad muy temprana, quizás incluso en la década de los veinte años. En otras ocasiones la menopausia precoz se debe a enfermedades inmunes, sobre todo relacionadas con la glándula tiroides. Este tipo de enfermedades se caracterizan por la producción de anticuerpos frente al propio tejido ovárico (los denominados anticuerpos antiovario).

Las mujeres que han sido sometidas a una histerectomía (la extirpación del útero) muchos años antes de la menopausia (pero que todavía conservan sus ovarios) tienen tendencia a presentar la menopausia antes de lo que habrían dictado sus genes, al igual que las mujeres sometidas a una ligadura de trompas. La razón de ello es que, como consecuencia de la cirugía, parte de la circulación sanguínea queda comprometida en el área pélvica.

Las mujeres que son grandes fumadoras también tienen la menopausia antes de tiempo. En general, las mujeres que fuman suelen tener la menopausia cinco a diez años antes que las mujeres no fumadoras. Si es usted una mujer fumadora, el hecho de que la adicción a la nicotina afecte tan profundamente a un proceso biológico normal tendría que hacerle pensar que ¡quizás ha llegado el momento de reconsiderar este hábito!

Además, hoy en día, otras causas cada vez más frecuentes de una menopausia prematura son la quimioterapia y la radioterapia, porque un número cada vez mayor de mujeres sobreviven al cáncer. Ambos tratamientos destruyen la función ovárica y precipitan la menopausia.

LOS EFECTOS DE UNA MENOPAUSIA PRECOZ

Muchas mujeres se sienten encantadas de tener una menopausia precoz, porque esto significa que no volverán a tener la menstruación ni tendrán que preocuparse por la posibilidad de un embarazo. Sin embargo, la menopausia prematura o la menopausia en los límites más tempranos de los años normales acarrea muchos inconvenientes.

El principal riesgo es que padecerá mucho antes las consecuencias del déficit de estrógenos. Estos años «de más» sin estrógenos representan mucho más tiempo para desarrollar algunos importantes problemas de salud asociados con el déficit de estrógenos. Éstos incluyen la osteoporosis, cambios vaginales y urinarios, enfermedad de las arterias coronarias, degeneración macular senil y la enfermedad de Alzheimer.

Por otra parte, tendrá menos posibilidades de sufrir un cáncer de ovario, ya que habrá ovulado mucho menos tiempo que una mujer promedio. Por esta misma razón, en las mujeres que han seguido un tratamiento con anticonceptivos orales durante muchos años los expertos también han identificado una menor incidencia de cáncer de ovario.

MENOPAUSIA TARDÍA: RAZONES

Si usted se encuentra entre el 5 % de mujeres que producen la cantidad suficiente de estrógenos para estimular la ovulación y la menstruación después de los cincuenta y tres años, gozará de diversas ventajas sobre las mujeres que tienen la menopausia antes. La razón de ello es que cuanto más tiempo disponga de estrógenos circulantes por los tejidos de su cuerpo, más tiempo estará protegida frente a algunos de los cambios que tienen lugar con la pérdida de la secreción de estrógenos.

Por ejemplo, la secreción de estrógenos endógenos la protege frente a las enfermedades cardíacas. Impide que desarrolle una osteoporosis, confiriéndole unos huesos resistentes «como dinero en el banco» para el futuro cuando ya no conserven tanto calcio como ahora. Los estrógenos también contribuyen a preservar su aspecto joven, y mantienen la funcionalidad del tejido vaginal y urinario.

Dado que son necesarios unos diez años desde el momento en que cesa la producción de estrógenos hasta que estos tejidos se ven gravemente afectados, si tiene una menopausia tardía, llevará la delantera.

La única desventaja real es que correrá un riesgo ligeramente mayor de cáncer de mama y un riesgo un poco mayor de cáncer de ovario porque, cuanto mayor es el número de ovulaciones que haya tenido durante su vida, mayor es la posibilidad de que desarrolle estos tipos de cáncer. Si está en la cincuentena y todavía no tiene la menopausia, es especialmente importante que consulte a su médico como mínimo una vez al año para un examen físico completo de los ovarios, quizás suplementado con una ecografía, para asegurarse de que todo está bien. En los estadios iniciales, el cáncer de ovario no produce síntomas.

Cómo cambia su cuerpo

Muchos de los cambios típicos que empiezan a tener lugar en su cuerpo le ocurren a *cualquier* mujer en la menopausia. Cada mujer deja de menstruar y se vuelve estéril. Los órganos reproductores de cada mujer, que dejan de ser necesarios para la concepción y el embarazo, disminuyen de tamaño y experimentan modificaciones. En la piel, músculos, vagina, aparato urinario y huesos de cada mujer se observan los efectos de la depleción de hormonas femeninas que ha producido desde la pubertad.

La dimensión de los ovarios, que previamente tenían el tamaño de una nuez, disminuye hasta aproximadamente un tercio de la original. El flujo de moco desde el cuello uterino y la vagina gradualmente desaparece. El endometrio se vuelve fino y se reduce de tamaño hasta que por último deja de ser funcional. El tamaño original del útero disminuye lentamente (al principio es grande como un puño y el grosor de sus paredes es de alrededor de cinco centímetros) hasta un tercio de sus dimensiones originales.

La vagina y la vulva disminuyen de tamaño y las paredes vaginales se vuelven más finas, más secas y frágiles, menos resistentes, menos elásticas y menos lubricadas. La membrana que tapiza la vagina se vuelve más fina porque las células cornificadas, que formaban una capa protectora profunda cuando la secreción de estrógenos era normal, desaparecen.

La distancia entre la vagina y la uretra se hace más corta y, al igual que la mucosa vaginal, los tejidos de la uretra se vuelven más finos y más frágiles. Mientras tanto, la vejiga urinaria pierde su elasticidad y no puede retener tanta orina como antes. Los músculos que forman el suelo pélvico y dan soporte a los órganos internos se relajan, de modo que estos órganos tienen tendencia a descender en el abdomen (se prolapsan).

Los pechos pierden su capa gruesa de grasa subcutánea y el tejido glandular se reduce porque deja de ser necesario para amamantar a un bebé.

Cada mujer pierde gran parte de la capa de tejido adiposo, localizado justo debajo de la piel y experimenta una pérdida evidente de grasa y humedad en la piel. Las fibras elásticas de la piel se adelgazan, lo que provoca los signos externos del envejecimiento, las arrugas, que ponen de manifiesto la pérdida de elasticidad de la piel. La epidermis y la dermis se adelgazan, lo que contribuye a aumentar la impresión de sequedad de la piel. Los músculos tienen tendencia a perder el tono y la masa muscular disminuye a una tasa acelerada. El sistema cardio-vascular, al igual que otros sistemas orgánicos, pierde los efectos beneficiosos de los estrógenos sobre el colesterol HDL, el bueno, y el calibre de las arterias disminuye por el depósito de placa, y, en consecuencia, también lo hace la elasticidad de las arterias.

Estos cambios que tienen lugar en cada mujer después de la menopausia son consecuencia de que todos los tejidos disponen de receptores para los estrógenos, lo que significa que estas hormonas los estimulan de algún modo. Sin la influencia de los estrógenos, responden mediante una serie de cambios que son de naturaleza atrófica. Habitualmente los cambios empiezan a ser evidentes al cabo de tres años de la menopausia, a pesar de que en ocasiones se perciben antes.

LO QUE DIFIERE ES EL MOMENTO

Para cada mujer, el momento de los cambios es diferente. Si después de la menopausia los ovarios de la mujer, junto con las glándulas suprarrenales y el tejido adiposo, continúan produciendo cierta cantidad de estrógenos, aunque, naturalmente, no la suficiente para mantener la ovulación y la menstruación, estos cambios universales se producirán a un ritmo más pausado. En el otro extremo, si la mujer se somete a una extirpación de los ovarios o los ovarios dejan de ser funcionales por cualquier enfermedad, por lo que como consecuencia la secreción de estrógenos es prácticamente inexistente, los cambios tendrán lugar mucho más rápidamente.

El final de los años reproductores

Si considera que las áreas del cuerpo de la mujer que más se alteran después de la menopausia son las asociadas con la reproducción, comprenderá lo que le está sucediendo. Puesto que el cuerpo de la mujer menopáusica no tiene que prepararse para responder instantáneamente al desarrollo y nutrición de un feto, regresa a un estado de inactividad reproductora. Esto representa un gran alivio para muchas de nosotras y la mayor parte de las mujeres acogen la ausencia de menstruación y la esterilidad si no con alegría, al menos con serenidad.

Sin embargo, hoy día, para una mujer que ha sobrepasado la menopausia, en especial para la mujer cuyos ovarios han dejado de ovular a una edad temprana, es posible tener un hijo a través de la donación de óvulos y de la fecundación *in vitro* cuando el óvulo de una donante es fecundado con el semen de su pareja y después se le implanta en el útero. Y no sólo es posible esta técnica sino que antes de la menopausia pueden recuperarse y congelarse los propios óvulos fecundados de la mujer, es decir el embrión, y utilizarse más tarde, después de la menopausia. Para las mujeres que consideraban que sus días fértiles habían terminado estos nuevos procedimientos de fertilidad logran embarazos que llegan a término.

Los síntomas transitorios

En el cuerpo de la mujer tienen lugar muchos otros cambios, aunque no cada mujer los experimenta de la misma forma. Son las respuestas transitorias a los nuevos niveles más bajos de hormonas femeninas, los «síntomas» de la perturbación hormonal que está teniendo lugar, más que los cambios físicos atróficos en los tejidos corporales.

Naturalmente, el síntoma más frecuente son los sofocos, la súbita sensación de calor y sudación específicamente en la parte superior del cuerpo. Sin embargo, una mujer menopáusica también puede experimentar muchos otros síntomas típicos: palpitaciones, insomnio, hormigueos, sensación de agujas clavadas en la piel, de entumecimiento, dolores extraños, sensación de ahogo, mareo, cansancio, dolor de cabeza, irritabilidad y depresión.

La lista es muy larga, pero no todas las mujeres presentan todos estos síntomas y probablemente muchas no experimentan la mayor parte de los síntomas mencionados. Algunas mujeres no experimentan ningún síntoma, pero cuando los sufren, no son figuraciones suyas sino fenómenos fisiológicos reales. No son síntomas peligrosos o perjudiciales, pero la hacen sentir muy mal y, en algunos casos, absolutamente deprimida. Sin embargo, en último término desaparecerán.

Alrededor de una de cada diez mujeres carece de signos externos perceptibles de menopausia y no sabría lo que le está ocurriendo de no ser porque ya no tiene la menstruación. La razón de ello es que la producción de hormonas femeninas disminuye tan gradualmente que su cuerpo tiene tiempo de adaptarse sin estrés. Además, probablemente continuará produciendo cierta cantidad de estrógenos, aunque no la suficiente para tener la menstruación y ser fértil.

El resto de mujeres, la gran mayoría, experimentarán algunos de los síntomas descritos. En el mejor de los casos, la mayor parte de las mujeres experimentarán sofocos y una sudación excesiva que no las preocupa, sino que simplemente les interesa observar. Para otras mujeres, los sofocos, sudación y otros síntomas pueden ser tan frecuentes o graves que afecten a la calidad de su vida.

¿Qué podemos hacer al respecto? ¿Puede vivir con estos síntomas, o necesita ayuda? En los capítulos 6 y 7 encontrará una descripción de las alternativas.

Capítulo 5

Sofocos y otros síntomas extraños

Nadie puede predecir cómo será su menopausia puesto que cada mujer es diferente. Algunas mujeres apenas se dan cuenta de todo el proceso. Simplemente dejan de tener la menstruación y esto es todo. Otras consideran que es una de las épocas más duras de su vida, y los síntomas les impiden funcionar normalmente y dedicarse plenamente a las actividades de la vida diaria. Entre ambos extremos, se encuentran la mayoría de las mujeres, que tienen síntomas cuya importancia varía desde insignificantes hasta incapacitantes.

Sea cual sea su caso, recuerde que es usted *normal* y que estos acontecimientos fisiológicos no son imaginaciones suyas. Son un acontecimiento físico mensurable con unos amplios límites de síntomas normales.

¿Cuál es la razón de estas diferencias?

Con independencia de que desarrolle o no síntomas en la menopausia, éstos están fuera de su control. Es sobre todo una cuestión del ritmo hereditario al que deja de producir estrógenos y del número de receptores de estrógenos que posee su organismo.

Si usted pierde muy rápidamente la secreción de estrógenos, es mucho más probable que se vea afectada por los cambios de los niveles hormonales. Ésta es la razón por la que los problemas más graves se observan en las mujeres cuya secreción de estrógenos disminuye bruscamente debido a la cirugía o a un tratamiento de quimioterapia, radioterapia o una enfermedad. Pero si sus genes son afortunados y pierde su capacidad de producir estrógenos muy lentamente, en especial si continúa produciendo estrógenos a través de las glándulas suprarrenales, el tejido adiposo e incluso los ovarios, sus síntomas serán insignificantes.

La opinión actual es que otra razón de las diferencias en el modo en que se experimentan los sofocos es el número de receptores de estrógenos que tiene la mujer en el hipotálamo, la estructura que controla la regulación de la temperatura corporal. Algunas mujeres disponen de unos cien mil receptores con muchos deseos de ser suministrados con los estrógenos, mientras que otras mujeres, normales por completo, sólo disponen de unos dos mil receptores. Cuando la producción de estrógenos disminuye, la mujer con un mayor número de receptores de estrógenos tiene tendencia a experimentar síntomas de mayor gravedad.

No hay nada mejor o peor con respecto a las mujeres que experimentan síntomas leves o síntomas graves como respuesta a la disminución de la producción de estrógenos. Los sofocos, las palpitaciones, el sabor metálico en la boca y el insomnio no sólo se presentan en mujeres siempre insatisfechas, hipocondríacas y en mujeres que no han llevado una vida activa y saludable. Como afirma un colega mío, «las mujeres que se quejan de sofocos no son mujeres neuróticas. Son mujeres con graves síntomas de menopausia. Las mujeres que no se quejan de sofocos no son mujeres estoicas y resignadas, sino simplemente mujeres que *no* sufren los desagradables sofocos».

Así pues, deje de culparse, como hacen tantas mujeres, si se siente abrumada por los síntomas, e invierta sus energías en tratar de afrontarlos.

Naturalmente, las mujeres con una menopausia precoz tienen mayores probabilidades de sufrir sofocos, al igual que las que son fumadoras y delgadas, como se ha puesto de manifiesto en un estudio clínico reciente, quizás porque fumar tiende a producir un efecto antiestrogénico y las mujeres delgadas tienen una menor producción de estrógenos porque disponen de menos tejido adiposo.

No soporte sus síntomas con resignación

Los síntomas menopáusicos típicos como los sofocos y un sabor extraño en la boca no son peligrosos o perjudiciales, por insoportables que le parezcan. Y excepto en casos raros, desaparecerán al cabo de unos meses, incluso sin hacer nada.

Sin embargo, cuando hacen que su vida sea deprimente, no tiene por qué tolerarlos, a pesar de que un número sorprendente de mujeres los tolera durante meses o años sin solicitar ayuda. Todos estos síntomas pueden evitarse simplemente con un tratamiento de sustitución hormonal, inocuo prácticamente para cualquier mujer. Si no puede tomar estrógenos o no desea hacerlo, dispone de remedios alternativos que la ayudarán. Decida lo que decida, recuerde que no es necesario sufrir porque dispone de ayuda muy a mano. Siempre es más sensato luchar.

Los molestos sofocos

De todos los síntomas transitorios, muy variables, los más frecuentes son las oleadas de calor o sofocos. Los sofocos pueden ser leves o graves, ligeramente molestos o definitivamente desagradables. En ocasiones, son alarmantes, a pesar de que no son un síntoma en absoluto preocupante.

Nueve de cada diez mujeres menopáusicas experimentan sofocos o alguna otra alteración *vasomotora* igualmente extraña relacionada con la regulación de la temperatura corporal. Para la mitad de estas mujeres, los síntomas desaparecen al cabo de un año. Para un 30 % de las mismas, duran hasta dos años y medio. Para el 20 % restante, los sofocos y/o otros síntomas continúan durante más tiempo, quizás cinco o diez años, en ocasiones, incluso veinte años. Algunas desafortunadas mujeres, alrededor de un 2-3 %, experimentan dichos síntomas hasta su muerte. Dado que las décadas de los setenta y de los ochenta fueron una época en la que muchas mujeres abandonaron el tratamiento de sustitución con estrógenos o no deseaban iniciarlo debido a los informes de su relación con el cáncer, en la actualidad los médicos visitan a un número sorprendente de mujeres que han tenido la menopausia muchos años atrás, ¡nunca han tomado estrógenos y siguen padeciendo sofocos!

Muchas mujeres sólo experimentan tres o cuatro episodios al día y apenas los notan, mientras que otras sufren treinta, cuarenta o incluso cincuenta sofocos graves al día, uno tras otro. Habitualmente los sofocos son peores por la noche.

INFORMACIÓN SOBRE LOS SOFOCOS

- Un sofoco es una sensación de calor intenso que envuelve al cuerpo, y lo recorre como una onda, habitualmente de cintura para arriba y, en especial, percibida en la cara y el cuello. Los vasos sanguíneos de la superficie cutánea se dilatan, y con frecuencia causan una erupción cutánea de color rojo o rosado. En la mayoría de los casos, el sofoco se acompaña de una sudación profusa hasta el punto de que muchas mujeres tienen que cambiarse de ropa o empapan las sábanas, mientras que otras simplemente notan la frente perlada de sudor.

- Un sofoco con frecuencia se percibe unos pocos segundos antes de que se produzca. La mujer tiene una sensación de calor o *aura* que indica la aparición de un sofoco inminente.

- El sofoco con frecuencia va seguido de escalofríos y en ocasiones de un intenso temblor, junto con una sensación de contracción de la piel que dura algunas horas.

- Algunos estudios han puesto de manifiesto que durante el sofoco la temperatura cutánea está elevada y que en un 10-15 % de mujeres aumenta la frecuencia cardíaca. Estos efectos empiezan justo antes de que se produzca el sofoco.

- Los sofocos suelen durar de tres segundos a seis minutos, aunque en ocasiones pueden prolongarse durante hasta una hora.

- Algunas mujeres presentan una variación de los sofocos: los «sudores fríos», que son exactamente lo que indica el término, escalofríos con sudación profusa y temblores incontrolables.

¿CUÁL ES SU CAUSA?

Cuando los receptores de los estrógenos dejan de estar «satisfechos» por un suministro abundante de estrógenos, el hipotálamo produce un neurotransmisor de tipo adrenalina que afecta a los sistemas corporales de regulación del calor y provoca los síntomas.

El nivel del déficit de estrógenos al que es probable que se inicien los sofocos varía ampliamente. Algunas mujeres no sufren sofocos hasta que sus niveles de estrógenos son muy bajos y los niveles de FSH son muy altos, mientras que otras experimentan sofocos en cualquier momento durante el proceso biológico de los cambios corporales.

¿QUÉ LOS DESENCADENA?

Si es usted una mujer muy sensible, casi cualquier factor puede desencadenarlos, en especial si normalmente es algo que aumenta la temperatura corporal y/o dilata los capilares. Por ejemplo, el ejercicio, la temperatura externa, el trabajo excesivo, la ropa de abrigo, el miedo, alegría, excitación, ansiedad o estrés pueden desencadenar un sofoco. Además, también pueden ser responsables el consumo de alcohol y de cafeína, que provocan la dilatación de los capilares, al igual que las bebidas calientes y las comidas con muchas especias y picantes.

Aunque los sofocos tienen tendencia a ocurrir con menos frecuencia cuando la mujer está relajada y después de períodos de descanso, son peores por la noche. Se desconoce la razón, pero probablemente se debe a que el hipotálamo responde más enérgicamente cuando las otras funciones se hallan en estado de reposo.

REFRESCARSE

Si está a punto de sufrir un sofoco, lo padecerá haga lo que haga, si no sigue un tratamiento de sustitución con estrógenos. Sin embargo, si toma algunas medidas prácticas, será más difícil que ocurran. Por ejemplo, dado que el cansancio la predispone a padecer sofocos, trate de reposar lo suficiente. Vístase con varios jerséis de modo que pueda ir sacándose alguna prenda cuando se sienta acalorada. Y siempre que le sea posible trate de no pasar calor en las circunstancias más difíciles. Evite las bebidas calientes y comidas picantes que desencadenan los sofocos. Coma de manera equilibrada y haga el suficiente ejercicio. Revise las sugerencias descritas en el próximo capítulo, desde el tratamiento hormonal sustitutivo hasta la respiración profunda.

Otros síntomas menopáusicos típicos

Ésta es una época en la que puede padecer otras sensaciones extrañas asociadas con la menopausia. Todas son consecuencia de la inestabilidad vasomotora y se consideran equivalentes de los sofocos.

Uno de estos síntomas son las palpitaciones, que son latidos cardíacos marcados y rápidos. Son un fenómeno muy frecuente en la menopausia, que no significa en absoluto que sufra una enfermedad cardíaca.

En ocasiones puede sentirse mareada o tener la sensación de que va a desmayarse, o una sensación similar al mareo de ir en barco. Quizás habrá notado un gusto extraño salado o metálico en la boca, o también dolores articulares o musculares extraños. Se nota los ojos y la boca secos. Se siente irritable, cansada o con ganas de llorar. Tiene dolor de cabeza y en ocasiones no puede respirar o por la noche le es imposible conciliar el sueño.

Puede tener sensaciones peculiares en los brazos y manos, en especial en los dedos, que también son fenómenos vasomotores. Algunas mujeres las describen como una sensación de hormigueo o de agujas clavadas, mientras que otras perciben un entumecimiento que va y viene.

El síntoma más extraño de la menopausia es esta sensación de hormigueo en la piel. Por fortuna es excepcional. Una paciente creía que estas sensaciones inquietantes significaban una crisis emocional y se sintió enormemente aliviada cuando se enteró de que eran un síntoma menopáusico típico. Se sintió todavía más aliviada al descubrir que este síntoma se aliviaría al seguir un tratamiento de sustitución hormonal.

«DOCTOR, NO PUEDO DORMIR»

Casi cada mujer sufre de insomnio, de menor o mayor grado, cuando se inicia la menopausia. En ocasiones el problema dura muchos años.

Algunos médicos consideran que los problemas del sueño son simplemente la consecuencia de los sofocos y creen que la sensación de calor y la sudación son las responsables de que la mujer se despierte por las noches. Sin duda, nadie puede dormir mientras experimenta un sofoco que causa un intenso calor y una sudación profusa que empapa el camisón y las sábanas e incluso el colchón. Casi todos los sofocos se asocian con episodios de despertar.

Sin embargo, el insomnio de la menopausia es mucho más que esto. En primer lugar, las mujeres con un déficit de estrógenos no duermen tan bien como solían. Permanecen menos tiempo en sueño de movimientos oculares rápidos (o REM, las siglas en inglés de *rapid eyes movement*), el sueño profundo y durante el cual soñamos y nuestras neuronas se reactivan, y permanecen más tiempo en sueño ligero o no REM. También experimentan diversos cambios de los patrones de sueño y de las ondas cerebrales que se deben a las mismas alteraciones hipotalámicas que dan lugar a los los sofocos y a una sobrestimulación del sistema nervioso central. Un síntoma menopáusico clásico es el *aumento de la latencia del sueño*, es decir la incapacidad para conciliar el sueño después de acostarse y de cerrar los ojos. La latencia del sueño en una persona joven y sana es del orden de unos diez a veinte minutos. Otro problema de la mujer menopáusica es el de los despertares en plena noche dando vueltas en la cama durante una o dos horas. Entre los sofocos y estas perturbaciones, dormir se convierte en un problema sustancial.

Después de los sofocos, el insomnio es la segunda causa por la que las mujeres consultan al médico durante esta época de tantos cambios fisiológicos.

¿TODOS SUS SÍNTOMAS SON IMAGINACIONES?

No es ninguna sorpresa que se sienta frágil desde un punto de vista emocional en torno al momento de la menopausia. Entre los síntomas atribuidos en general a este período por completo normal de su vida, se encuentran la depresión, irritabilidad, fatiga, tensión, inestabilidad y ansiedad. A pesar de que la menopausia no hace que una mujer emocionalmente sana «se vuelva desequilibrada» ni provoca una depresión mayor, como solía creer la gente, definitivamente tiene un componente emocional y no todo son figuraciones suyas. También se ha descubierto un aspecto fisiológico real y mensurable.

Las mujeres han descrito sus senstimientos como muy similares a los observados en el síndrome de tensión premenstrual (STPM). A pesar de que ya no está de moda atribuir cualquier cambio del humor a los «acontecimientos vitales», sin ninguna duda, los estrógenos *son* una hormona que mejora el humor y la disminución de los niveles circulantes en la sangre puede afectar a las emociones de la mujer. Así pues, si se siente deprimida, le aliviará saber que este humor depresivo no es producto de su imaginación.

La variación de los niveles de casi cualquier hormona puede afectar al estado de ánimo y, de hecho, con frecuencia los síntomas psicológicos se utilizan para el diagnóstico de los desequilibrios hormonales. Los estrógenos no son una excepción. Al igual que cualquier otro síntoma variable, los períodos de estrés emocional son mucho más frecuentes y perceptibles en las mujeres cuya producción hormonal disminuye súbitamente. También se correlacionan estrechamente con las fluctuaciones de los niveles hormonales que tienen lugar una y otra vez durante el período climatérico.

UN CUADRO MUY PARECIDO AL SÍNDROME DE TENSIÓN PREMENSTRUAL

Se ha demostrado que el síndrome de tensión premenstrual guarda relación con una disminución de los niveles sanguíneos de estrógenos y un aumento de los niveles sanguíneos de progesterona justo antes de la menstruación. Es un período en el que muchas mujeres se siente irritables, más agresivas y tensas. Más tarde, cuando los niveles sanguíneos de estrógenos aumentan de nuevo, su humor mejora. Después de dar a luz a un bebé, se observan cambios similares. Durante el embarazo, los niveles de estrógenos aumentan alrededor de mil veces. Después del parto, los niveles sanguíneos de estrógenos caen en picado, y con frecuencia precipitan cambios del humor y una depresión (la conocida depresión posparto).

De un modo menos espectacular, pero igualmente válido desde un punto de vista biológico, durante la menopausia, las emociones de la mujer responden a la disminución de los niveles de estrógenos. Es una respuesta fisiológica, a pesar de que naturalmente también puede estar exacerbada por las reacciones psicológicas a estos indicios perceptibles del envejecimiento. Si considera que la menopausia es un símbolo desalentador de envejecimiento, naturalmente se sentirá deprimida, al menos de modo pasajero, pero sus sentimientos también estarán influidos por su estado físico. Si lo tiene en cuenta y recuerda que estos sentimientos depresivos también se resolverán, podrá distanciarse del problema.

Y probablemente este estado de ánimo se resolverá rápidamente. El componente emocional de la menopausia es un síntoma precoz que casi siempre se resuelve en menos de uno o dos años.

ESTRICTAMENTE PSICOLÓGICO

Con independencia de que las respuestas emocionales estén desencadenadas por cambios hormonales, con frecuencia se intensifican por los sentimientos de las mujeres con respecto a sí mismas en este período de su vida. En una sociedad que valora especialmente la juventud, pocas mujeres perderán el principal símbolo de la juventud, la fertilidad, sin expresar sentimientos de pesar. Para casi cada mujer, la menopausia tiene aspectos depresivos y melancólicos.

Con frecuencia también es una época de una crisis de identidad, un período en el que se valoran los logros y las capacidades y en el que la mujer revisa lo que le queda por hacer. La llegada de la menopausia parece concentrar la atención en los aspectos negativos de nuestra vida, las cosas que no hemos hecho y las oportunidades perdidas. Además, la mujer teme perder su atractivo y volverse menos deseable sexualmente.

Pero en honor a la verdad la menopausia sólo significa la pérdida de la menstruación y de la preocupación por quedarse embarazada. Una mujer puede seguir siendo tan femenina, interesante y sexualmente capaz como antes, si no más. A medida que las mujeres conocen mejor su cuerpo y se niegan a aceptar los valores y estándares sobre la menopausia y la madurez que les han sido impuestos por la mitología social, descubren que ésta es una oportunidad más para hacer un balance de sí mismas y de su vida y para seguir adelante.

Otros acontecimientos interesantes

La menopausia también es una época de la vida en la que otros cambios físicos le hacen preguntarse qué le está pasando. Estos cambios no guardan relación directa con los bajos niveles de estrógenos pero, puesto que tienen tendencia a iniciarse en torno al momento de la menopausia, se considera que existe cierta relación entre ellos.

AUMENTO DE PESO

Muchas mujeres tienen tendencia a aumentar de peso, en ocasiones hasta cuatro o cinco kilos, en los dos a cuatro primeros años después de la menopausia, incluso cuando sus hábitos alimentarios y de ejercicio siguen siendo los mismos que antes. Por desgracia, el tratamiento con estrógenos contribuye a esta tendencia, porque estimulan la retención de agua, a pesar de que no causan un aumento de peso en sí. De hecho, se ha observado que las mujeres que siguen un tratamiento de sustitución hormonal tienen tendencia a aumentar menos de peso que las que no lo siguen. El problema es que en esta época de su vida su metabolismo se hace más lento, su masa muscular disminuye y el contenido de grasa corporal aumenta. Y para mantener la grasa no se requieren tantas calorías como para mantener la musculatura. La única opción que le queda es reducir el consumo de calorías y hacer más ejercicio. Para luchar contra la retención de agua, reduzca su consumo de sal o tome ocasionalmente diuréticos y quizás vitamina B_6, un diurético natural que puede ser muy eficaz.

UN CAMBIO DE LA FORMA CORPORAL

Después de la menopausia, la configuración de su cuerpo, la distribución de peso sobre sus huesos, empieza a cambiar. Las caderas y los pechos tienen tendencia a perder parte del tejido adiposo. Los hombros, el tercio superior de la espalda y el abdomen se vuelven más redondeados, al tiempo que la línea de la cintura y la caja torácica se expanden y es posible que haya notado que ha desarrollado un poco de barriga. También perderá estatura con los años, y a los cincuenta es posible que mida unos dos centímetros y medio menos que cuando era joven. En las décadas siguientes perderá todavía más centímetros, quizás entre cinco y siete, debido a la compresión de la columna vertebral.

El tratamiento de sustitución hormonal apenas produce un efecto sobre la distribución de peso, a pesar de que es útil para mantener los kilos en sus localizaciones originales. El mejor consejo que podemos ofrecerle es que vigile su dieta, reduzca el consumo de grasas y calorías y que haga ejercicio.

Y DE REPENTE, RONCA

Muchas mujeres empiezan a roncar después de la menopausia y una de las razones probablemente es que las membranas mucosas de la nariz (y de la boca y de los ojos) se vuelven más secas como consecuencia directa de la disminución de la producción de estrógenos. En ocasiones, el tratamiento de sustitución hormonal es muy eficaz.

DOLORES Y ALGIAS DIVERSOS

Otras molestias frecuentes de la menopausia incluyen el dolor de espalda, en especial en el área pélvica, y los dolores musculares. Una de las razones del dolor de espalda es que, entre otras misiones, los estrógenos contribuyen a mantener la matriz proteica de la columna vertebral y la densidad mineral de los huesos. Su déficit explica en parte el dolorimiento y la sensación de debilidad muscular.

El dolor muscular probablemente refleja una disminución de la fuerza muscular como consecuencia de la disminución de la producción de estrógenos endógenos, junto con una disminución de la capacidad para eliminar ácido láctico después de hacer ejercicio, por lo que este ácido forma cristales, que se manifiestan en forma de «agujetas».

DOLORES ARTRÍTICOS

El dolor articular, provocado habitualmente por la osteoartritis, también tiene tendencia a iniciarse o a empeorar en torno al momento de la menopausia. Los expertos no saben con seguridad si existe una relación directa entre el dolor articular artrítico y el déficit de estrógenos, pero saben que el tratamiento de sustitución hormonal no empeora estos dolores sino que en realidad mejora espectacularmente el dolor muscular y articular después de tan sólo dos semanas de tratamiento.

SEQUEDAD OCULAR

Después de la menopausia es frecuente que las mujeres desarrollen sequedad ocular porque el déficit de estrógenos disminuye la producción de líquidos en muchas regiones corporales, incluyendo los ojos, nariz, boca y vagina. Las lágrimas artificiales pueden ser muy eficaces, al igual que el tratamiento de sustitución hormonal, además de la aplicación local de un colirio a base de estrógenos. No utilice colirios descongestivos porque pueden empeorar el problema.

BOCA SECA

La disminución de la secreción de estrógenos que se produce en la menopausia también origina problemas de boca seca, quizás acompañada de una sensación de sabor extraño, de una sensibilidad al frío y al calor y de encías sangrantes. Si el tratamiento de sustitución hormonal no es eficaz, pruebe con los caramelos sin azúcar que estimularán la secreción de saliva.

Afrontar los síntomas

El tratamiento de sustitución hormonal aliviará rápidamente todos los síntomas transitorios debidos a la modificación de los niveles de estrógenos y, al cabo de una semana o dos, serán un simple recuerdo. Sin embargo, si los síntomas no son graves o no puede tomar estrógenos porque ha padecido un cáncer, dispone de medidas alternativas que suelen ser eficaces. En el próximo capítulo encontrará más detalles.

Los efectos menopáusicos a largo plazo

A diferencia de los sofocos y de otros síntomas temporales de la menopausia que se resuelven cuando su cuerpo se adapta a los nuevos niveles de estrógenos, en este estadio de la vida tienen lugar diversos cambios *mucho más importantes* que se producen en *todas* las mujeres que después de la menopausia no toman estrógenos. Son los cambios atróficos de los tejidos que se desarrollan gradualmente, siempre se intensifican con el tiempo y son permanentes a menos que siga un tratamiento de sustitución con estrógenos.

El momento de estos cambios físicos universales es diferente para cada mujer. Aparecerán mucho antes si su menopausia es súbita que si la producción de hormonas disminuye lentamente y continúa produciendo estrógenos a partir de los ovarios y del tejido adiposo. Estos cambios incluyen los siguientes:

- Cambios vaginales que dificultan las relaciones sexuales o las hacen imposibles y que propician las infecciones.
- Cambios en la uretra que provocan malestar e infecciones.
- La disminución de la capacidad de los huesos para absorber y retener calcio hace que gradualmente se vuelvan quebradizos y propensos a las fracturas.
- La tendencia hacia una disminución de los valores sanguíneos de colesterol HDL, el beneficioso, y la tendencia hacia un aumento del colesterol LDL, el perjudicial, con lo que las arterias acumulan placa y su elasticidad disminuye.

Además de estos importantes cambios, como consecuencia directa de la privación de estrógenos, se producen otros acontecimientos, mayores y menores, antes o después de la menopausia. Por ejemplo, la vejiga, otro órgano dependiente de los estrógenos, pierde tono muscular y elasticidad por lo que es menos capaz de retener orina. Los músculos del suelo pélvico se vuelven más laxos. Los pechos pierden la capa de tejido adiposo y las glándulas galactóforas se reducen de tamaño. La piel también pierde la capa subyacente de grasa y se vuelve más fina, seca y menos resistente.

En numerosas mujeres los síntomas transitorios variables de la menopausia pueden afrontarse sin ayuda médica porque dichos síntomas finalmente remiten, hagan lo que hagan. Sin embargo, los cambios físicos universales persisten para siempre y, de hecho, empeoran progresivamente, y en ocasiones de manera espectacular, por lo que afectan a su calidad de vida y a su salud general. Sin embargo, con la terapia hormonal sustitutiva, todos estos cambios se detienen, mejoran o se invierten.

Después de la descripción de los remedios alternativos para los sofocos y otros síntomas vasomotores que encontrará en el próximo capítulo, hablaremos de los tres principales cambios universales, uno por uno.

En el capítulo 8 abordaremos los efectos de la menopausia sobre la vagina y, por consiguiente, sobre su vida sexual, y las medidas que puede tomar para que siga siendo satisfactoria.

En el capítulo 9 se presta atención a los cambios patológicos en los tejidos que acarrean como consecuencia infecciones vaginales y urinarias.

El capítulo 8 se dedica a los huesos y a la probabilidad que tiene una mujer de desarrollar una osteoporosis sintomática y a cómo prevenirla.

Capítulo 6

Terapias alternativas al tratamiento hormonal sustitutivo

Si espera el tiempo suficiente, sus sofocos, insomnio, la sensación desagradable de entumecimiento y otros síntomas menopáusicos extraños desaparecerán. ¡El tiempo lo cura todo! Si es una de las mujeres afortunadas que no tienen que preocuparse demasiado de estos síntomas, espere sólo a que desaparezcan, pero si tiene síntomas que la hacen sentirse deprimida, en especial si duran años y años, es mejor que luche. Resístase a aceptarlos. ¡Asuma la responsabilidad de su propia vida!

El tratamiento hormonal sustitutivo es la única respuesta adecuada para las mujeres menopáusicas cuyos huesos, corazón o vida sexual corren un riesgo. Sin embargo, si su única preocupación son los síntomas desagradables, pruebe con los remedios descritos en este capítulo antes de recurrir a un fármaco, incluyendo el tratamiento de sustitución hormonal.

Sin embargo, si las medidas alternativas no le ayudan lo suficiente, recuerde que sustituir las hormonas deficitarias de su cuerpo no pone en peligro su salud, por mucho que haya oído decir lo contrario en muchos programas de televisión o a través de amigos y conocidos. Si lo sigue de manera correcta y sigue al pie de la letra las instrucciones de su médico, no arriesgará su salud.

Remedios naturales

Para los síntomas menopáusicos que no son preocupantes en exceso, pruebe con los remedios naturales que se describen más adelante.

VITAMINA E

Con frecuencia la vitamina E desempeña un papel notable en el alivio de la gravedad y la frecuencia de los sofocos y otros síntomas. Empiece el tratamiento con cuatrocientas unidades de vitamina E dos veces al día (ochocientas unidades en total). Si esta dosis no es eficaz, doble la dosis para un total diario de mil seiscientas unidades.

Nadie sabe en realidad cómo funciona la vitamina E porque, a diferencia de otras vitaminas, no es producida por el cuerpo humano y debe suministrarse a través de los alimentos o en forma de medicamento o suplemento. Sin embargo, produce resultados notables para numerosas mujeres cuyos síntomas no son abrumadores en exceso.

Siempre es mejor obtener las vitaminas a través de la dieta, ya que los suplementos no suelen contener todos los componentes nutricionales que se encuentran en los alimentos. Las fuentes dietéticas más ricas en vitamina E son los aceites vegetales, frutos secos, y los cereales, siendo el aceite de germen de trigo la fuente más rica en vitamina E. Recuerde que buena parte de la vitamina se pierde con la cocción, procesamiento y almacenamiento de los alimentos.

En el caso de la vitamina E, es posible que exclusivamente a través de la dieta no obtenga toda la dosis que necesita para aliviar los síntomas menopáusicos. Además, las fuentes dietéticas de vitamina E son ricas en aceite, de modo que también son abundantes en grasas y calorías, con el consiguiente peligro de engordar. Para obtener la vitamina E que contiene una cápsula de cuatrocientas unidades a través de la dieta, tendría que tomar 450 g de semillas de girasol o 2 L de aceite de maíz, ¡lo que equivale a unas 8.000 calorías diarias! Esto significa que es aconsejable tomar esta vitamina en forma de suplementos.

VITAMINAS DEL COMPLEJO B Y VITAMINA C

A pesar de que no lo respaldan los estudios científicos, hay testimonios de que las vitaminas del complejo B y la vitamina C pueden aliviar los síntomas menopáusicos. Por consiguiente, aumente el consumo tanto del complejo de vitamina B como C. Sin duda, en cantidades excesivas no son perjudiciales y pueden conferirle algún beneficio. Empiece con un comprimido de 400 a 500 mg de vitamina B_6 y 500 mg de vitamina C una vez al día y compruebe su eficacia.

SIGA UNA DIETA ADECUADA

La nutrición desempeña un importante papel en la producción de esrógenos, de modo que es importante que su dieta sea sensata, equilibrada y suficiente. En las mujeres que viven a base de dietas muy bajas en proteínas con frecuencia se pone de manifiesto una disminución de la producción de hormonas de tal grado ¡que no ovulan ni tienen la menstruación! Al igual que las mujeres que durante buena parte de su vida siguen dietas con un número de calorías muy por debajo de lo normal. Es *imposible* alimentarse adecuadamente con menos de 1.200 calorías al día. Las dietas bajas en calorías son poco saludables si se siguen durante más de una semana o dos al igual que las dietas ricas en proteínas, que contribuyen al riesgo de desarrollar osteoporosis.

FRUTA Y VERDURA

Reduzca el consumo de productos animales y consuma más verduras y fruta y con toda seguridad notará un alivio de sus síntomas. Numerosas verduras y frutas como la manzana, la alfalfa, los guisantes secos, espinacas y la soja y todos sus derivados contienen estrógenos de origen vegetal que se producen de forma natural y que se conocen con el nombre de fitoestrógenos. De acuerdo con los investigadores de la Universidad de Cornell, los fitoestrógenos compiten con los estrógenos humanos más potentes por la unión a los receptores de los estrógenos.

GINSENG

El ginseng, una raíz que se ha utilizado durante siglos como remedio popular para aliviar los sofocos y otras dolencias femeninas, resulta ser una potente fuente de fitoestrógenos, al igual que otros vegetales.

El ginseng para el alivio de los sofocos y otros síntomas es casi el equivalente a un tratamiento sustitutivo con estrógenos, ya que esta raíz, aunque contiene estrógenos naturales, sigue siendo una hormona y produce los mismos efectos sobre su cuerpo que un tratamiento con estrógenos en forma de comprimidos, parches o cremas. Además, su organismo estará recibiendo estrógenos no combinados con progesterona, de modo que el ginseng puede provocar una proliferación excesiva de la mucosa endometrial con el desarrollo de hiperplasia endometrial si lo utiliza continuamente y/o en dosis altas. Dado que no existe ninguna forma de saber la dosis de fitoestrógenos que obtiene a partir del ginseng, nunca sabrá si está tomando una sobredosis.

Por consiguiente, si decide tomar ginseng para aliviar los síntomas, hágalo con precaución, siempre teniendo en cuenta que está tomando estrógenos sin la importante protección de la progesterona.

Más remedios naturales

Están disponibles muchos otros remedios naturales derivados de diferentes plantas con efectos similares a los estrógenos, por ejemplo, dong quai, ñame silvestre, aceite de prímula, artemisa, manzanilla, calamento, lúpulo, pasionaria y los nabos silvestres. Son numerosas las mujeres que juran y perjuran que les han ayudado a aliviar los síntomas. Una vez más, la dosis de estrógenos que proporcionan es un misterio. Y dado que estos remedios no se han evaluado en estudios controlados o no se ha examinado adecuadamente su seguridad, es imposible evaluarlos objetivamente. Sin embargo, estos remedios con efectos de tipo estrogénico, consumidos con moderación, no son perjudiciales y son eficaces si sus síntomas son leves. Por otra parte, la utilización de dosis altas y durante mucho tiempo de estrógenos vegetales puede ser causa de hiperplasia endometrial, la proliferación excesiva del endometrio, que puede provocar como consecuencia un cáncer uterino.

Otros remedios que se han hecho populares recientemente son las cremas a base de progesterona que se aplican en el abdomen y los glúteos. Estas cremas contienen progesterona sintetizada a partir del ñame mexicano y su finalidad es aliviar muchas molestias femeninas, incluyendo los síntomas menopáusicos. Si prueba estas cremas, recuerde que apenas se conoce la dosis de la sustancia que es absorbida por la sangre ni tampoco exactamente cómo funciona.

Dong Quai

Esta planta medicinal actúa como los estrógenos, aunque no produce hiperplasia y alivia los sofocos en algunas mujeres. Sin embargo, no se recomienda porque contiene psoralenos, un carcinógeno muy conocido, al igual que una sustancia con propiedades anticoagulantes, que puede ser peligrosa.

CIMICIFUGA RACEMOSA

Hasta la fecha esta planta utilizada para los síntomas menopáusicos parece ser muy inocua y en Alemania está autorizada durante un máximo de seis meses como tratamiento de la dismenorrea (los dolores de la menstruación). Sin embargo, puede disminuir los valores de la presión arterial y para algunas personas no es aconsejable.

TRÉBOL ROJO

Los preparados a base de trébol rojo, una isoflavona o estrógeno vegetal, se venden sin receta en numerosos países y se ha estudiado exhaustivamente en Australia, donde está comercializado desde hace muchos años. En un estudio que llevamos a cabo en 1998-1999 en el New York University Medical Center, observamos que este tratamiento disminuyó significativamente el número de sofocos en la mayoría de las mujeres, incluso para una mujer del estudio que había sufrido más de cuarenta sofocos al día. El trébol rojo siempre redujo su intensidad y con frecuencia suprimió por completo los sofocos después de unas cuatro semanas.

La investigación australiana ha demostrado que los preparados a base de trébol rojo mejoran la densidad mineral ósea y protegen frente a las enfermedades cardíacas y el cáncer de mama, pero esto no se ha confirmado todavía en Estados Unidos. Sin embargo, a partir de nuestro propio estudio, sabemos que la ingesta a corto plazo de 40 mg diarios de trébol rojo no produce una proliferación de la mucosa endometrial.

DERIVADOS DE LA SOJA

La soja contiene fitoestrógenos y en algunas mujeres parece reducir la gravedad de los síntomas menopáusicos como los sofocos. Y se dispone de algunas pruebas, aunque anecdóticas, de que una dieta rica en soja y derivados de la soja reduce los factores de riesgo de enfermedades cardiovasculares y de osteoporosis entre mujeres posmenopáusicas. También se ha descubierto que disminuye los niveles sanguíneos de colesterol LDL y confiere protección frente al cáncer de mama, pero no se dispone de estudios científicos que lo respalden. Tampoco se dispone de pruebas de que en las mujeres chinas o japonesas, que consumen grandes cantidades de soja y derivados, se detecte una menor incidencia de cáncer de mama.

Mientras tanto, la adición de soja a la dieta no será en absoluto perjudicial, sino que puede ser beneficiosa, ya que es una fuente adecuada de proteínas porque carece de grasa. Por otra parte, la dosis necesaria para ser eficaz para los sofocos significaría consumir grandes cantidades de productos derivados como el tofu y la leche de soja, con muchas más calorías y grasas. Los suplementos de soja no están sometidos todavía a ninguna regulación ni a controles de calidad, de modo que se desconocen su pureza y la dosis de fitoestrógenos que suministran. Lo ideal es que utilice los nuevos concentrados a base de soja, que carecen de grasas.

NATURALES SÍ, PERO ¿SON INOCUOS?

Natural no es sinónimo de inocuo. A pesar de que la mayor parte de las plantas medicinales y remedios naturales no son peligrosos, al menos a corto plazo y en dosis bajas, hay que utilizarlas con precaución. Recuerde que no todas son buenas para usted. A pesar de las investigaciones más recientes, las mujeres con antecedentes de cáncer de mama o endometrial no deben tomar estrógenos adicionales, incluyendo los fitoestrógenos, sin consultar primero a su médico.

Recuerde también que es posible y muy frecuente tomar una dosis excesiva de plantas medicinales y otros productos naturales que provocan efectos sobre las funciones corporales. En caso de sobredosis puede experimentar reacciones inesperadas y desagradables. Algunos pueden ser causa de reacciones alérgicas, mientras que otros remedios pueden ser tóxicos y peligrosos cuando se consumen en grandes cantidades. Adquiera las plantas medicinales en tiendas de confianza y pregunte cuál es la dosis recomendada.

Recuerde también que la mayoría de las instituciones reguladoras de los diferentes países no han evaluado ni autorizado estos suplementos dietéticos o nutrientes. Esto significa que no se exige a los fabricantes exámenes de su seguridad y ausencia de efectos secundarios. Tampoco necesitan garantizar que son productos puros ni ofrecer dosis uniformes. Los productos que contienen dichos preparados no están sometidos a una regulación gubernamental y pueden estar adulterados, en especial si el ingrediente activo es de alto coste o difícil de obtener. Por otra parte, no se dispone de normas que determinen las dosis recomendadas.

Un informe publicado a principios de 1995 en la revista médica *Journal of the American Medical Association* describió un caso de lesión hepática y renal grave como consecuencia del consumo de dosis altas diarias de chaparral, una planta medicinal preparada a partir de un arbusto del desierto. El informe advertía que muchas plantas medicinales son tóxicas para el hígado del ser humano.

Hable con su médico

Las plantas medicinales pueden causar reacciones secundarias que no se diagnosticarán ni se tratarán correctamente si su médico no sabe que las está utilizando. Algunas plantas medicinales agravan diversas enfermedades crónicas como la diabetes, artritis y la hipertensión arterial, o producen interacciones perjudiciales con otros medicamentos. Por ejemplo, dosis altas de preparados a base de extracto de ajo interaccionan peligrosamente con los anticoagulantes. El ginseng disminuye en exceso los valores sanguíneos de glucosa para una persona diabética tratada con medicación. Por consiguiente, es importante que consulte a su médico de cabecera antes de empezar un tratamiento con plantas medicinales y, asimismo, cuando le receten cualquier fármaco nuevo.

Técnicas de acupuntura, biofeedback y relajación

Algunas mujeres han mencionado que la acupuntura ha contribuido a aliviar la gravedad y frecuencia de los sofocos y, en realidad, en la actualidad se están estudiando tanto la acupuntura como el biofeedback para determinar sus efectos reales sobre los síntomas de la menopausia.

La respiración abdominal profunda reduce la frecuencia de sofocos según un estudio, de modo que ¿por qué no lo prueba? Mañana y noche, respire lenta y profundamente, de seis a ocho veces por minuto, durante aproximdamente diez minutos.

También puede probar técnicas de relajación como la visualización y la meditación, ya que se ha puesto de manifiesto que alivian muchos tipos de malestar y, sin duda, pueden ayudarle a afrontar el estrés que causan los síntomas menopáusicos.

Ejercicio enérgico

Siempre es una buena idea hacer ejercicio y si es algo enérgico puede aliviar los síntomas menopáusicos. De acuerdo con un estudio de la Universidad de Illinois, las mujeres que invierten algunas horas a la semana bailando o jugando a tenis experimentan menos sofocos, sudación nocturna y fluctuaciones del humor.

Soluciones sensatas

Cuando sufra sofocos y se sienta empapada de sudor, haga todo lo que esté en su mano para luchar contra la sensación de calor: evite las bebidas calientes, la cafeína, las comidas especiadas y muy picantes y el alcohol. Bébase algo frío o tómese una ducha bien fría. Todo esto le ayudará a sentirse mejor momentáneamente. Otros buenos consejos son que se haga instalar aire acondicionado en su domicilio, que lleve varias prendas superpuestas que pueda ir sacándose a medida que sienta calor, que en su domicilio mantenga un bajo nivel de humedad y que se conceda breves momentos de reposo.

Alternativas médicas a los estrógenos

Todavía no se ha descubierto nada que pueda aliviar los síntomas menopáusicos con tanta eficacia como los estrógenos. Son eficaces en el 98 % de usuarias y su efecto es muy rápido. Al cabo de una semana a diez días de una dosis muy baja de estrógenos, los sofocos y otros fenómenos vasomotores son un mero recuerdo. Sin embargo, si usted ha de evitar los estrógenos, dispone de algunos tratamientos médicos alternativos. No son tan eficaces como el tratamiento hormonal sustitutivo, pero aliviarán sus síntomas. Se describen a continuación.

PROGESTERONA

La progesterona, la segunda hormona femenina más importante, se prescribe sola, sin estrógenos, como ayuda para disminuir la frecuencia y la gravedad de los sofocos y otros acontecimientos vasomotores pasajeros. A pesar de que no hay nada tan eficaz como los estrógenos, 2,5 mg diarios de medroxiprogesterona por vía oral en ocasiones pueden ser muy útiles cuando otros remedios no funcionan. Consulte a su médico sobre el tratamiento con acetato de megestrol, la única forma de progesterona autorizada por la FDA para mujeres con cáncer de mama. En un estudio de la Clínica Mayo se observó que dosis bajas de este fármaco disminuyeron la frecuencia de sofocos en una media del 85 % entre mujeres que no podían tomar estrógenos.

Otra elección es la medroxiprogesterona inyectable de acción prolongada (depot), muy eficaz para aliviar los síntomas menopáusicos. Se administra por vía intramuscular cada tres meses en dosis de 150 mg. Es muy posible que este tratamiento alivie todas sus molestias.

TRANQUILIZANTES Y SEDANTES

Los tranquilizantes, en especial los de tipo benzodiacepinas (diacepán), que suprimen la función hipotalámica, son otro remedio médico para reducir los síntomas menopáusicos. Aunque no pueden utilizarse durante períodos prolongados de tiempo porque producen dependencia y el cuerpo suele desarrollar una tolerancia a estos medicamentos, en ocasiones son muy eficaces, al igual que los sedantes o ansiolíticos, que cumplen el mismo objetivo al reducir la irritabilidad del sistema nervioso autónomo. Sin embargo, ha de utilizarlos con precaución y sólo de manera pasajera, porque son potencialmente adictivos.

CLONIDINA

La clonidina, un medicamento utilizado como tratamiento de la hipertensión arterial, en ocasiones proporciona cierto alivio de los sofocos. La clonidina disminuye la sensibilidad de los vasos sanguíneos al reducir las modificaciones del tono de la pared de estos vasos. Si no puede tomar estrógenos, después de la progesterona, probablemente es la mejor elección medicamentosa. El problema es que puede reducir las cifras de presión arterial, y si no es usted hipertensa, causarle mareos y lipotimias.

LOFEXIDINA

Este medicamento es un bloqueador alfa que puede aliviar significativamente los episodios vasomotores y es útil cuando están contraindicados los estrógenos. El problema es que disminuye los valores de la presión arterial y en ocasiones también disminuye la libido.

ALCALOIDES DE LA BELLADONA

Son fármacos antiespasmódicos que en ocasiones disminuyen los sofocos pero que no son recomendables por sus posibles efectos secundarios, como digestiones más lentas y visión borrosa. Si en su caso están contraindicados los estrógenos, consulte a su médico si sería eficaz un medicamento a base de fenobarbital y belladona.

VENLAFAXINO

Habitualmente prescrito como antidepresivo, el venlafaxino a dosis de 75-250 mg/día es eficaz en la reducción del número e intensidad de los sofocos para algunas mujeres, lo que constituye una ventaja, ya que parece producir pocos efectos secundarios.

TIBOLONA

Este medicamento que se utiliza en numerosos países europeos y en Estados Unidos se está estudiando en ensayos clínicos por sus efectos parecidos a los estrógenos sobre los sofocos, sequedad vaginal, óseos y cardíacos, pero tiene la ventaja de que no provoca hiperplasia endometrial, la proliferación excesiva del endometrio, ni una mayor actividad de la glándula mamaria. Por consiguiente, parece un medicamento prometedor para las mujeres que han sufrido un cáncer de mama.

VERALIPRIDA

Este medicamento es una benzamida antidopaminérgica que se utiliza a dosis de 100 mg diarios y produce resultados satisfactorios en los sofocos y sudores nocturnos. En algunos estudios se ha descrito una mejora de los síntomas depresivos.

Dormir bien

Todos los síntomas menopáusicos transitorios, incluyendo el insomnio, suelen aliviarse al cabo de unos días de iniciar el tratamiento hormonal sustitutivo.

Sin embargo, si sus síntomas no son demasiado graves para justificar un tratamiento hormonal, o decide no utilizarlo, dispone de otros remedios para dormir bien. Los remedios habituales bien conocidos por las personas insomnes le ayudarán. Es importante que recuerde que, en la mayor parte de los casos, los problemas de sueño son pasajeros, probablemente no se producirán cada noche y mejorarán con el tiempo.

Los medicamentos para el insomnio que puede adquirir sin receta, habitualmente antihistamínicos poco potentes, poseen propiedades inductoras del sueño y le ayudarán si los utiliza ocasionalmente. Sin embargo, evite los hipnóticos que se adquieren con receta porque una sobredosis es potencialmente peligrosa y pueden producirle adicción. Además, disminuyen el sueño REM, o estadio profundo del sueño, y su eficacia disminuye después de algunos meses.

Una vez más, es mejor que pruebe remedios naturales antes de recurrir a los medicamentos. Uno de estos es la leche caliente, que contiene triptófano, un aminoácido que actúa como sedante que también contienen otros alimentos como el atún. A lo mejor, todo lo necesario para una buena noche de sueño es que se prepare un bocadillo de atún y un buen vaso de leche caliente. Sin embargo, evite los suplementos a base de triptófano porque una sobredosis puede ser peligrosa y provocar un granuloma eosinófilo, una enfermedad artrítica.

Otros inductores naturales del sueño que son eficaces para mucha gente incluyen el vino (sólo en pequeñas cantidades, ya que de lo contrario tendría el efecto opuesto en plena noche), los baños templados (no calientes), el ejercicio (pero no antes de acostarse), el ginseng y las infusiones de plantas medicinales, el complejo de la vitamina B, el calcio y la vitamina C. Prúebelos. Si todo esto no funciona, pruebe con comprimidos de valeriana, que es la única planta medicinal cuya eficacia como inductora del sueño han demostrado diversos estudios clínicos.

También pueden ser eficaces dosis bajas de melatonina, a pesar de que esta hormona todavía se está estudiando en ensayos clínicos y existe la posibilidad de una sobredosis. Empiece con una dosis de 1 mg cada noche antes de acostarse. En ocasiones será suficiente la mitad de esta dosis y, en otras, algo más. Tómela cada noche porque el efecto es acumulativo.

Los expertos en problemas de sueño mencionan que probablemente dormirá lo suficiente a pesar de sus episodios de despertar, y que cuanto menos se preocupe, mejor. Sólo recuerde que el remedio que siempre funciona es el tiempo. Cuando su organismo se adapte a estos nuevos niveles más bajos de hormonas, volverá a dormir mejor.

Afrontar las oscilaciones del humor

Una vez más, el tiempo es su mejor aliado. Recuerde que sus oscilaciones del humor inducidas fisiológicamente en último término desaparecerán. Es un síntoma menopáusico precoz, pero que rara vez dura más de un año y, si decide iniciar un tratamiento hormonal sustitutivo, mejorará al cabo de una semana.

Mientras tanto, son aconsejables métodos nutricionales para alcanzar un mejor equilibrio emocional. A pesar de que no se ha verificado científicamente su eficacia, muchas mujeres consideran que un tratamiento con el complejo de la vitamina B (la vitamina antiestrés) es de mucha utilidad. Puede obtener la vitamina B a partir de alimentos como el hígado y los cereales o a través de suplementos.

Los nutricionistas también recomiendan el calcio para el estrés emocional (a partir de ahora es aconsejable que consuma cantidades considerables para luchar contra la osteoporosis). La vitamina C también tiene defensores, que destacan su efecto calmante, al igual que la vitamina E y todas las infusiones de plantas medicinales. Si estos remedios naturales funcionan, podrá evitar los medicamentos.

Obviamente, si su estado emocional se debe principalmente a un cambio de los niveles hormonales, el tratamiento de sustitución hormonal tendrá una eficacia espectacular. Los estrógenos, que afectan al sistema nervioso central, pueden mejorar el humor y la sensación de bienestar. Si en su caso son eficaces, recuerde que puede utilizarlos sólo temporalmente, evitando medicamentos más potentes. Si en su caso no está contraindicado desde un punto de vista médico, pruebe el tratamiento de sustitución hormonal antes de recurrir a los tranquilizantes y antidepresivos, pero siempre bajo la supervisión de su médico.

Los tranquilizantes como el diacepán, que suprimen la actividad del hipotálamo, se recomiendan con frecuencia para el estrés emocional de la menopausia. También tienen virtudes sedantes y relajantes musculares y pueden ayudarle a dormir. Los antidepresivos, muy eficaces cuando una mujer lo ve todo negro, sea cual sea la causa de su depresión, son otros medicamentos prescritos con mucha frecuencia. Si todos los remedios que ha probado fracasan, y no puede tomar estrógenos, pida consejo a su médico, y probablemente se lo recetará. No son perjudiciales si se usan correctamente, con precaución y de manera temporal.

Capítulo 7

Terapia hormonal sustitutiva: qué, cuándo, cómo y por qué

Los estrógenos pueden obrar maravillas, produciendo resultados que ningún otro fármaco puede lograr ni de lejos, pero, al igual que todos los medicamentos, es preciso utilizarlos correctamente. En este capítulo se proporcionan las informaciones más recientes y actualizadas sobre el tratamiento hormonal sustitutivo, lo que puede hacer y no puede hacer por usted y cómo utilizarlo sin riesgos.

En este capítulo obtendrá la información necesaria sobre la logística y el tratamiento de sustitución hormonal: cómo usted y su médico sabrán si lo necesita, cómo seguirlo y las tres vías alternativas de administración: los comprimidos, parches y cremas. También se proporciona información sobre las dosis, precauciones, posibles efectos secundarios, contraindicaciones y la forma adecuada de dejar el tratamiento si toma la decisión de interrumpirlo.

Tomar una decisión sobre los estrógenos

Si sus síntomas y cambios físicos no son demasiado molestos y no es una candidata idónea para sufrir una osteoporosis o una enfermedad cardíaca precoz, algunas de las alternativas no medicamentosas que se acaban de describir serán eficaces para los síntomas de la menopausia. Sin embargo, si no le ayudan lo suficiente, haga caso omiso de sus temores acerca de los estrógenos o de lo que le dicen sus amigos sobre el tratamiento hormonal. Es seguro y eficaz si se sigue correctamente. Cualquier mujer ha de considerarlo después de la menopausia si carece de contraindicaciones, ya que, para casi todas las mujeres, los beneficios, en especial para los huesos, el corazón y los tejidos de la vagina, superan con creces a los riesgos.

Además, seguir un tratamiento hormonal no es un compromiso de por vida. Puede interrumpirlo cuando quiera. Puede decidir que ya no lo necesita más. Si sólo desea aliviar sus síntomas menopáusicos, serán suficientes entre dos y cinco años. Para los problemas sexuales, lo necesitará mientas sea sexualmente activa. Para prevenir la osteoporosis, deberá seguir el tratamiento de por vida. Sin embargo, no ha de decidirlo ahora. Espere a su próxima visita con el ginecólogo para decidir lo que desea hacer.

La información que ha de conocer sobre el tratamiento de sustitución hormonal

Antes de tomar una decisión sobre si seguir o no un tratamiento de sustitución hormonal, considere la información siguiente:

- Algunas mujeres nunca necesitarán este tratamiento. Otras pueden arreglárselas sin él, si así lo deciden.
- Al igual que muchas mujeres no pueden tomar aspirina o penicilina, en algunas mujeres este tratamiento está contraindicado. Sin embargo, hoy día, este grupo se limita casi exclusivamente a las mujeres que han padecido un cáncer estrogenodependiente.

- Algunas mujeres solamente requieren estrógenos a corto plazo, el tiempo suficiente para aliviar sus sofocos y otros síntomas desagradables. Se considera que el tratamiento de sustitución hormonal es a corto plazo cuando se sigue desde unos pocos meses hasta cinco años. Con raras excepciones, todas las mujeres pueden seguirlo a corto plazo.

- Muchas mujeres necesitan estrógenos durante largos años o de por vida. Son las mujeres especialmente propensas a desarrollar una osteoporosis sintomática, una fragilidad ósea que las predispone a fracturas discapacitantes o que incluso son una amenaza para la vida, o las que es probable que sufran una enfermedad coronaria. No hay nada que sea tan eficaz como los estrógenos para prevenir o detener la osteoporosis. Excepto para las nuevas estatinas, no hay ningún medicamento tan eficaz como los estrógenos para disminuir los niveles de colesterol o conservar la elasticidad de las arterias. Lo que parece resultar más eficaz es una combinación de estrógenos con una estatina. Y nada es tan eficaz como los estrógenos para aliviar las infecciones vaginales y uretrales persistentes, y prevenir los cambios vaginales que hacen que las relaciones sexuales sean dolorosas.

- Las mujeres que son candidatas idóneas a padecer una osteoporosis no deben perder un tiempo valioso. Después de la menopausia han de iniciar de inmediato el tratamiento con estrógenos para prevenir la pérdida irreversible de masa ósea que se inicia en este momento. Si no pueden seguir un tratamiento de sustitución hormonal, deben someterse a controles radiológicos de la densidad mineral ósea y utilizar las nuevas alternativas medicamentosas descritas en el capítulo 10.

- Las mujeres que son candidatas a padecer una enfermedad coronaria e infartos de miocardio tampoco deben perder tiempo. Si en su familia existe una historia de enfermedades del corazón, en especial entre sus familiares directos, piénselo. También significa que si ya padece los síntomas de una enfermedad cardíaca o si sus niveles sanguíneos de colesterol HDL han disminuido notablemente después de la menopausia, tiene más probabilidades de sufrir una enfermedad de las arterias coronarias.

- El tratamiento de sustitución hormonal no equivale a la píldora anticonceptiva. Antes de la menopausia, la píldora añade hormonas a los niveles hormonales ya normales de una mujer. Las hormonas del tratamiento de sustitución con estrógenos en la menopausia reemplazan las hormonas deficitarias y nunca le suministran la dosis que previamente producía el ovario o la dosis que suministran los anticonceptivos orales. La dosis habitual es de 0,625 mg al día de un estrógeno conjugado o la dosis equivalente de otro estrógeno, lo que representa alrededor de una cuarta parte de la dosis de las píldoras anticonceptivas más recientes. Y, casualmente, representa la cuarta parte de la dosis que se prescribía a mujeres posmenopáusicas unos años atrás.

- En ocasiones el tratamiento de sustitución hormonal produce efectos secundarios que suelen ser insignificantes y pasajeros, como retención de líquidos y náuseas. Si estos síntomas son demasiado desagradables, puede suspender el tratamiento y entonces remitirán.

- Al igual que otros fármacos, los estrógenos no deben tomarse a la ligera. El médico le prescribirá un tratamiento individualizado y lo controlará con regularidad. Lo combinará con progesterona si usted no ha sido sometida a una histerectomía. Y tomará la dosis más baja apropiada para lograr los objetivos.

¿Cuándo está indicado el tratamiento?

El tratamiento de sustitución hormonal es seguro para casi todas las mujeres posmenopaúsicas *excepto* las mujeres que han padecido un cáncer de mama estrogenodependiente, un cáncer endometrial avanzado reciente, o en la actualidad sufren una enfermedad aguda y activa del hígado o una tromboflebitis activa.

Y existen excepciones incluso a esta norma general: en ocasiones los oncólogos autorizan la crema vaginal de estrógenos para aliviar los graves síntomas vaginales o urinarios de una mujer con un cáncer de mama (pero sin una recidiva del cáncer, libre de la enfermedad desde hace años). Recientemente, un panel de expertos revisó veinticuatro estudios sobre la posible relación entre los estrógenos y el cáncer de mama y llegó a la conclusión de que es dudoso que los estrógenos produzcan cáncer, a pesar de que puedan acelerar el desarrollo de las células cancerígenas ya presentes.

Y este estudio, publicado en 1994 en el *Journal of the American Medical Association* no identificó pruebas de que el tratamiento de sustitución hormonal pudiera reactivar las células cancerígenas inactivas. En la actualidad se considera seguro incluso para pacientes con un cáncer de mama cuando lo siguen durante menos de tres años.

Hasta hace poco tiempo los médicos consideraban que las mujeres con un cáncer uterino (endometrial) tampoco podían tomar estrógenos pero, de acuerdo con la opinión reciente de oncólogos ginecológicos, los beneficios superan a los riesgos. En la actualidad se considera un tratamiento apropiado, a menos que el cáncer esté avanzado o se haya desarrollado en el último año.

Puesto que los estrógenos provocan el crecimiento de los fibromas, estos tumores benignos son otra contraindicación del tratamiento, pero no siempre. Los estrógenos no inician un fibroma, pero estos tumores benignos dependen de estas hormonas para su desarrollo, creciendo con mayor celeridad en los años de vida genital activa y reduciéndose de tamaño después de la menopausia. La decisión de si una mujer con un fibroma puede seguir este tratamiento está en manos de su médico, pero siempre puede recomendar este tratamiento y comprobar el efecto que produce. O bien esperar unos pocos años hasta que el fibroma se haya reducido de tamaño y después iniciar el tratamiento de sustitución hormonal. Puesto que contiene dosis muy bajas de estrógenos, rara vez provocará el crecimiento de un fibroma.

No hace muchos años los médicos consideraban que estaba contraindicado en las mujeres que padecían algunas enfermedades médicas preexistentes como una afectación hepática, litiasis biliar, un tipo específco de hipertensión arterial o tromboflebitis. Sin embargo, en la actualidad incluso estas mujeres pueden seguir un tratamiento de sustitución hormonal durante la menopausia por medio de parches transdérmicos o una crema vaginal. Tanto los parches como la crema distribuyen los estrógenos a través de la piel directamente a la sangre sin alterar el sistema digestivo y, como consecuencia, son más inocuos. Para una descripción más detallada, veáse el capítulo 2.

Cómo actúa el tratamiento de sustitución hormonal

En condiciones ideales, los estrógenos han de tomarse de manera fisiológica, es decir, que sea lo más similar posible al patrón premenopáusico normal, caracterizado por una secreción constante de estrógenos durante todo el mes con la adición de la secreción de progesterona durante los diez a catorce últimos días del ciclo menstrual.

Tradicionalmente, los estrógenos por vía oral se habían

prescrito durante tres semanas al mes con una semana de descanso simplemente porque los médicos copiaron la pauta diseñada para la píldora anticonceptiva, para la que era necesaria una semana de descanso con la finalidad de que se produjera la menstruación. Sin embargo, hoy día se considera preferible una dosis de estrógenos tomada durante todos los días del mes, ya que este patrón proporciona un nivel constante de hormona circulante en la sangre y confiere una mejor protección para los huesos y el corazón. Además, evita las fluctuaciones del humor y los síntomas parecidos a los del síndrome de tensión premenstrual, tan frecuentes durante la semana de descanso de la píldora anticonceptiva.

Por diversas razones descritas más adelante, también puede administrarse una dosis diaria de progesterona durante todo el mes. En dosis muy bajas, representa lo mismo que la administración de dosis mucho más altas solamente durante diez o doce días al mes y no afecta a los efectos beneficiosos de los estrógenos sobre los niveles sanguíneos de colesterol o la densidad mineral ósea.

¿De nuevo la menstruación?

Cada mes, si toma progesterona de forma cíclica, tendrá una menstruación falsa o «respuesta menstrual» de breve duración. Esto no significa que vuelva a ser fértil, sino que la progesterona ha ejercido sus efectos de «descamación» sobre la mucosa endometrial después de la proliferación producida por los estrógenos. La progesterona modifica el estado proliferativo de las células de la mucosa endometrial transformándolo en un estado secretor. Cuando interrumpe la medicación después de este número de días asignados, la hemorragia o menstruación falsa que aparecerá incluyen toda la sangre acumulada y las células de la mucosa que han proliferado, dejando el endometrio nuevamente en estado secretor.

Si el tratamiento con progesterona es cíclico (sólo unos días al mes) y no tiene esta menstruación falsa, no se preocupe. Simplemente significa que los estrógenos no producen una proliferación suficiente del endometrio, de modo que la mucosa no puede descamarse. Sin embargo, con independencia de que tenga o no una hemorragia, debe continuar tomando la progesterona junto con los estrógenos si no ha sido sometida a una histerectomía.

Si tiene una hemorragia durante el tratamiento, será menos abundante y de menor duración que la menstruación antes de la menopausia. En la mayoría de los casos sólo durará dos días, con un flujo menstrual escaso. Probablemente tendrá una «menstruación falsa» cada mes, pero al cabo de unos ocho a diez años se interrumpirá.

LA HEMORRAGIA NO ES POPULAR

La reaparición de esta menstruación falsa, incluso si la hemorragia es escasa y de breve duración, no suele ser bien recibida y es la queja más frecuente de las mujeres que siguen un tratamiento de sustitución hormonal. En realidad, probablemente es la razón más habitual aducida para no iniciar el tratamiento o para abandonarlo más tarde.

Sin embargo, le guste o no, la progesterona es *esencial* si no ha sido sometida a una histerectomía y no debe interrumpir el tratamiento a menos que también deje de tomar estrógenos. Lo que hace que el tratamiento de sustitución hormonal sea inocuo y sin riesgos es precisamente la progesterona.

EVITAR LA HEMORRAGIA

Sin embargo, dispone de un modo de administración de la progesterona que, a pesar de todo, evita la hemorragia. Si tener esta menstruación falsa le molesta hasta el punto de que está considerando dejar el tratamiento, hable con su ginecólogo, que le prescribirá progesterona en dosis muy bajas pero *a diario*. Esto significa que tomará una dosis diaria de estrógenos, en forma de píldoras o parches transdérmicos, *y* una dosis baja (2,5 a 5 mg) de acetato de medroxiprogesterona o una dosis equivalente de otra progesterona. Para ocho de cada diez mujeres este tratamiento evita la hemorragia. Típicamente, la mujer tendrá algún manchado menstrual durante los dos primeros meses de tratamiento, que después remitirá.

Si forma parte del 20 % de mujeres que continúan presentando hemorragias irregulares o abundantes con este nuevo régimen, deberá reanudar el tratamiento cíclico.

La dosis diaria continua de progesterona representa un tratamiento tan seguro como el del régimen cíclico y no altera los efectos beneficiosos de los estrógenos sobre los niveles sanguíneos de colesterol HDL, el bueno, y sobre el calibre y elasticidad de las arterias.

Efectos secundarios de la progesterona

Para algunas mujeres, la progesterona produce efectos secundarios sobre el estado de ánimo y hace que se sientan tensas, ansiosas y deprimidas. De hecho son síntomas muy parecidos a los que se observan en el síndrome de tensión premenstrual, que también está causado por un aumento de los niveles sanguíneos de progesterona. Estos sentimientos depresivos y este estado de irritabilidad suelen ser temporales y se resuelven al cabo de tres meses de iniciar el traamiento. Sin embargo, si son persistentes, es recomendable un tratamiento con progesterona en dosis diarias muy bajas continuamente durante todo el mes, si puede tolerarlo. Con la supervisión de su ginecólogo, pruebe estos diferentes regímenes hasta llegar a la pauta que sea mejor para usted. Cualquier régimen que resulte satisfactorio es adecuado siempre que no modifique su endometrio.

Si los efectos secundarios persisten o son muy molestos, en lugar de tomar la progesterona por vía oral, pruebe con la administración percutánea a través de un gel. Si no es satisfactorio y no puede tolerar los efectos secundarios de la progesterona, puede interrumpir el tratamiento, aunque teniendo en cuenta ciertas normas. En primer lugar, si sólo toma estrógenos no debe presentar una hemorragia vaginal por deprivación puesto que significaría que su endometrio ha sido sobreestimulado por dichos estrógenos exógenos. En segundo lugar, es preciso que se someta a una biopsia endometrial como mínimo una vez al año para comprobar que no ha desarrollado una hiperplasia endometrial; y si todo esta bien, a continuación, cada dos años. O, como alternativa, el ginecólogo puede practicarle una ecografía para determinar el grosor de la mucosa endometrial. Si el grosor del endometrio es inferior a seis milímetros, significa que no ha desarrollado una hiperplasia.

Las progesteronas naturales

Las progesteronas sintéticas, que se conocen con el nombre de progestágenos, por ejemplo, el acetato de medroxiprogesterona y el acetato de noretindrona, se producen a partir de plantas pero se alteran químicamente para mejorar su absorción a partir del organismo. Estas formas de progesterona han sido las únicas comercializadas durante muchos años pero en la actualidad en algunos países han de competir con dos progesteronas naturales.

Una de estas progesteronas es el Prometrium™, una progesterona micronizada en aceite de cacahuete derivada del ñame, que se vende en cápsulas. En 1998 estas cápsulas fueron autorizadas por la FDA para el tratamiento de la amenorrea (la ausencia de la menstruación) pero en la actualidad en Estados Unidos se utilizan también como tratamiento de sustitución hormonal. Esta progesterona provoca menos retención de líquidos y no disminuye los valores de colesterol HDL. Su principal efecto secundario es que provoca somnolencia, por lo que se aconseja su administración al acostarse.

En Estados Unidos, otras progesteronas micronizadas naturales se comercializan en forma de gel para aplicar en la vagina.

Hemorragias o períodos cíclicos: qué puede prever

Si toma la progesterona de manera cíclica tendrá una breve menstruación falsa seis o más horas después de la última dosis del mes. Esta hemorragia será de corta duración (dos a cinco días), sin coágulos y muy escasa. Cada mes seguirá el mismo patrón, y no durará más de uno o dos días. Por ejemplo, si toma la progesterona desde el primero al décimo día del mes y tiene una hemorragia el día once, *siempre* aparecerá el día once de cada mes y en pequeña cantidad.

Si se produce alguna variación, es conveniente que lo consulte a su médico. Por ejemplo, una hemorragia demasiado abundante nunca es normal durante un tratamiento de sustitución hormonal.

En ocasiones tendrá una hemorragia un mes pero no al siguiente. Si no presenta hemorragia mientras toma la progesterona, mucho mejor, ya que significa que su endometrio no se ve afectado.

LA HEMORRAGIA: ¿ES NORMAL O NO?

La *única* hemorragia vaginal «normal» es la respuesta menstrual descrita previamente, que siempre se presenta con el mismo patrón. Si tiene una hemorragia *en cualquier momento* fuera del habitual, es preciso investigar su causa, puesto que es anómala. Si la menstruación falsa como respuesta a la progesterona dura más tiempo, si contiene coágulos o es muy abundante, es preciso que consulte de inmediato a su médico. Puede estar causada por pólipos en el cuello del útero o en el útero, o por un fibroma. Puede ser una hiperplasia endometrial o incluso la primera manifestación de un cáncer. Sea lo que sea, es necesario que consulte de inmediato a su médico.

En otras palabras, *es preciso investigar cualquier hemorragia anómala, no prevista*. Una hemorragia imprevista es un signo de alarma al que siempre hay que prestar atención. Solicite hora con su ginecólogo para una exploración pélvica completa, que incluirá un examen cuidadoso con el microscopio de las células de la mucosa endometrial en un laboratorio de confianza.

A pesar de que una hemorragia anómala casi nunca significa un problema de gravedad, el tiempo es importante. Si le dan hora de visita para muchos días más tarde, insista en que necesita ver de inmediato a su ginecólogo.

La hemorragia mensual no es para siempre

Cada mes volverá a tener una hemorragia, pero no continuará para siempre. Esta hemorragia se interrumpirá después de algunos años, cuando su endometrio ya no funcione, es decir cuando sea inactivo, incapaz de proliferar y en consecuencia sin la posibilidad de descamarse.

Cuando llegue ese momento, continuará tomando progesterona, *siempre que esté tomando estrógenos,* sin preocuparse. Aunque es muy fácil de decir, numerosas mujeres se muestran aprensivas cuando la hemorragia menstrual desaparece y se preguntan si hay algo que va mal. Pero la desaparición de esta hemorragia es normal por completo. Simplemente, significa que su endometrio es inactivo y por consiguiente al no proliferar no puede descamarse.

La píldora como alternativa

A pesar de que no se recomienda un tratamiento de sustitución hormonal antes de la menopausia, excepto en dosis muy bajas o en determinadas circunstancias, puede utilizar las nuevas píldoras anticonceptivas, que se comercializan con reducidas dosis de hormonas, para aliviar las oleadas de calor y otros síntomas si hacen su aparición precozmente. Las píldoras, autorizadas por la FDA para mujeres de hasta cincuenta años, contienen estrógenos y progesterona y cumplen cuatro objetivos: aliviarán los síntomas menopáusicos, regularán los periodos irregulares, interrumpirán la hemorragia disfuncional y, al mismo tiempo, evitarán un embarazo. Véase el capítulo 3 para mayor información sobre la píldora.

¿Existe la posibilidad de un embarazo?

Una vez su médico compruebe que ha entrado en la menopausia, esto significa que habrá dejado de ser fértil y no podrá quedarse embarazada a pesar de la respuesta menstrual (la hemorragia) a la progesterona.

Sin embargo, es necesario que utilice un método anticonceptivo durante al menos un año después de su último período real, con independencia de que esté siguiendo un tratamiento de sustitución hormonal, por si sus ovarios todavía son capaces de ovular. Muchas mujeres de cuarenta y cinco o cincuenta años se han visto sorprendidas por este giro perturbador de los acontecimientos y la mayoría de las veces el embarazo no ha sido precisamente una sorpresa bienvenida.

Sin tratamiento de sustitución hormonal antes de la menopausia

Como ya se ha mencionado, no se recomienda seguir un tratamiento de sustitución hormonal antes de la menopausia excepto en circunstancias especiales. En realidad, durante los períodos irregulares de la perimenopausia puede ser peligroso, porque es un momento en el que la mujer en ocasiones produce grandes cantidades de estrógenos endógenos como respuesta a la actividad frenética de la hipófisis cuyo objetivo es reanudar la actividad del ovario. Si todavía tiene la menstruación, aunque de manera irregular, esto significa que sigue produciendo la cantidad suficiente de estrógenos para que tenga lugar la proliferación de la mucosa endometrial. Sin embargo, dado que no ovula de manera regular o no ovula en absoluto, probablemente no está produciendo la cantidad suficiente de progesterona para que cada mes tenga lugar la descamación de la mucosa endometrial.

Excepción. Si sufre síntomas menopáusicos graves que se inician cuando todavía tiene la menstruación, después de practicar un frotis su médico examinará bajo el microscopio las células vaginales obtenidas. Si no identifica células cornificadas (las células que forman la capa protectora externa de la mucosa vaginal), es probable que su nivel de estrógenos sea muy bajo. Sólo en este caso especial, una tanda breve de un tratamiento hormonal sustitutivo es adecuada para aliviar los síntomas.

Otra excepción: Como se ha explicado en el capítulo 3, el médico puede prescribirle dosis bajas de estrógenos si las necesita para aliviar síntomas muy intensos. Los estrógenos en forma de parches que sólo distribuyen una dosis de 0,025 mg al día son suficientes para aliviar los síntomas sin causar problemas.

En cualquier caso, los síntomas graves rara vez son predominantes antes de que la menstruación desaparezca, pero, si lo son, su médico también puede prescribirle anticonceptivos orales con dosis muy bajas de estrógenos.

Exámenes y pruebas de laboratorio para verificar la menopausia

Como norma general, antes de iniciar el tratamiento de sustitución hormonal es preciso que sus niveles sanguíneos de estrógenos sean muy bajos y haya llegado a la menopausia. El mejor examen para determinar si su función ovárica ha disminuido lo suficiente, es decir, si está produciendo unos niveles bajos de estrógenos, y por tanto ha llegado a la menopausia, es un análisis de los valores séricos de FSH. La FSH, la gonadotrofina foliculoestimulante producida por la hipófisis, normalmente es inferior a diez MUI/ml durante los años de vida fértil. Cuanto más próximos son los valores de la FSH de cuarenta MUI/ml, más cerca se encuentra de la menopausia. Cuando sobrepasa estos valores, su médico le confirmará que ha llegado a la menopausia. Su organismo está produciendo unos bajos niveles de estrógenos, no produce progesterona en absoluto y sus ovarios se empiezan a jubilar. Una vez los niveles de FSH aumentan, dicho aumento suele persistir durante el resto de su vida.

A pesar de que se dispone de otros exámenes para determinar con seguridad si tiene la menopausia o está a punto de llegar a ella, este análisis es el más definitivo. Las determinaciones de los niveles circulantes de estrógenos pueden aportar información errónea, porque los niveles de estrógenos cambian de un día a otro, aumentando y disminuyendo impredeciblemente como respuesta a las necesidades de la hipófisis. Los frotis cervicales valorados de acuerdo con la cantidad de estrógenos presentes sólo proporcionan una indicación aproximada del estado de su función ovárica, pero no son fidedignos, puesto que no determinan los niveles de estrógenos circulantes. Naturalmente, la observación de la vagina y el cuello del útero, y la presencia de síntomas evidentes proporcionan indicios, pero no siempre la información que se precisa.

Así pues, si su médico desea saber con seguridad si ya ha llegado a la menopausia, deberá someterse a un análisis sanguíneo de la FSH.

El inicio del tratamiento de sustitución hormonal: pasos preliminares

Cuando ya esté segura de que ha llegado a la menopausia, si ha decidido iniciar un tratamiento de sustitución hormonal, su médico deberá llevar a cabo una serie de procedimientos preliminares importantes:

- Un examen físico detallado, incluyendo un examen pélvico y un examen de las mamas.
- Un frotis de Papanicolau.
- Un análisis de sangre completo en busca de los valores de glucosa, pruebas de función hepática, función tiroidea y de la glándula paratiroides, valores de colesterol y triglicéridos y valores de calcio y de fósforo.
- Una biopsia endometrial para un examen microscópico minucioso de las células de la mucosa endometrial. Des-

pués, su médico puede utilizar una prueba de provocación con progesterona o una ecografía para descartar una hiperplasia o un cáncer endometrial. Véase el capítulo 13 para más información sobre estas opciones.

- Mamografía (véase el capítulo 2).
- Una historia familiar completa, prestando especial atención a la osteoporosis, a las enfermedades cardíacas y al cáncer.
- Examen de la densidad mineral ósea para identificar una osteoporosis, si se considera necesario.

Visitas de seguimiento

Aproximadamente tres meses después de iniciar el tratamiento de sustitución hormonal debe visitar al médico para asegurarse de que todo va bien. Por ejemplo, le sorprenderá saber el gran número de mujeres que invierten las dosis de estrógenos y de progesterona. También será una oportunidad para que el médico individualice su tratamiento. La respuesta de cada mujer a las hormonas es diferente y no todo el mundo responde de la misma forma a las dosis habituales, pautas, tipos de hormonas y vías de administración. El médico puede probar diferentes alternativas hasta encontrar la que resulte adecuada para usted.

Esta visita de control también es una oportunidad para realizar preguntas. Pocas mujeres comprenden claramente el mecanismo del tratamiento a la primera e incluso si es así, la mayoría tienen dudas. Plantee a su médico todas las preguntas que desee, por muy triviales o embarazosas que puedan parecerle, y asegúrese de que obtiene respuestas satisfactorias antes de marcharse de la consulta.

Después, debe planificar visitas de seguimiento cada seis meses.

Tomar hormonas: las alternativas

Dispone de diversas modalidades para tomar hormonas como sustitución de las hormonas endógenas que su organismo ya no produce: píldoras, parches, cremas y anillos vaginales. Cada vía de administración tiene ventajas y desventajas y en ocasiones será necesario que pruebe diversas modalidades antes de decidir cuál es la mejor para usted.

ESTRÓGENOS POR VÍA ORAL

Hasta recientemente, la única modalidad para tomar estrógenos de sustitución era la píldora, que sigue siendo la modalidad más utilizada. Los estrógenos conjugados por vía oral (EquinTM y PremarinTM) son un complejo total de estrógenos que se producen de forma natural, y que se extraen de la orina de yegua preñada. Están disponibles desde 1941 y son uno de los medicamentos más estudiados de la historia. Son los estrógenos de sustitución prescritos con mayor frecuencia. Y también son los fármacos más prescritos en Estados Unidos.

Pero además están disponibles otras presentaciones de estrógenos por vía oral que puede prescribirle su médico. Todos confieren los beneficios de los estrógenos conjugados orales. Éstos incluyen estrógenos conjugados sintéticos, estradiol puro procedente de plantas, sustancias sintéticas y semisintéticas y una forma micronizada de estradiol natural.

PÍLDORAS DE COMBINACIÓN

Llegada a la menopausia, no tendrá que tomar dos píldoras cada día o incluso una parte del mes, sino que tomará una píldora que es una combinación de estrógenos y progesterona en un solo comprimido.

Con los diversos tipos de píldoras combinadas disponibles hoy día, es preciso que en colaboración con su médico escoja la mejor para usted. Todas se toman una vez al día y suprimen la hemorragia menstrual. Una de estas píldoras proporciona dosis diarias de 0,625 mg de estrógenos conjugados y 2,5 mg de progesterona. Está destinada a las mujeres que toman ambas hormonas cada día del mes. Está disponible otra píldora que se presenta con el mismo número de comprimidos, pero catorce de los mismos contienen dosis diarias de 0,625 mg de estrógenos, mientras que las otras catorce contienen dosis diarias de 0,625 mg de estrógenos combinados con 5 mg de progesterona. Esta píldora está destinada a las mujeres en las que está indicada la progesterona de manera cíclica.

PARCHE ESTROGÉNICO TRANSDÉRMICO

El parche transdérmico de estrógenos fue el primer desarrollo importante de la terapia hormonal sustitutiva desde los estrógenos conjugados. Está indicado para mujeres que necesitan a todas luces estrógenos pero que no pueden tomarlos por vía oral porque podrían agravar una enfermedad médica preexistente, como una enfermedad de la vesícula biliar (cálculos o litiasis biliar), una enfermedad del hígado, una hipertensión arterial debida a la producción de renina o una tromboflebitis. Un parche adhesivo distribuye el estradiol a un ritmo controlado directamente a través de la piel en el torrente circulatorio. Cuando los estrógenos no atraviesan el sistema digestivo y el hígado no provocan la liberación de enzimas que pueden afectar de manera adversa a estas enfermedades preexistentes.

Los parches, más que las píldoras, también son la vía de administración de elección para las mujeres fumadoras al igual que para mujeres con valores altos de triglicéridos, a pesar de que si el valor de colesterol HDL (el bueno) disminuye después de la menopausia, es más apropiada la píldora.

La investigación en nueve centros médicos importantes de Estados Unidos ha puesto de manifiesto que el sistema transdérmico es tan inocuo y eficaz como la vía de administración oral. Aprobado por la FDA para el tratamiento de los síntomas menopáusicos y la prevención de la osteoporosis, también invierte los cambios patológicos vaginales y urinarios.

El parche se aplica sobre la piel seca y limpia del abdomen, muslo o glúteos, y se cambia una a dos veces por semana. El único efecto secundario evidente es una irritación ocasional de la piel debida al adhesivo. Sin embargo, muchas mujeres mencionan que esta irritación desaparece al cabo de unas cuantas semanas de utilización. De lo contrario, el parche no pierde su eficacia si lo retira y lo aplica de nuevo en otro lugar diferente. El área menos sensible del cuerpo es la de los glúteos, de modo que si tiene usted una piel delicada, es aconsejable que pruebe en esta zona.

En ocasiones el parche se desprende en la ducha o en la piscina. Lo único que tiene que hacer es aplicarlo de nuevo sobre la piel limpia y seca. O bien, retírelo cuando se duche o vaya a la piscina y reaplíqueselo cuando salga. El agua no afecta a su eficacia. Si lo prefiere, aplíquese uno nuevo pero siga la pauta de administración establecida por su médico.

El primer parche transdérmico de estrógenos fue aprobado por la FDA en la década de los ochenta. Desde entonces, se han comercializado diversas variedades nuevas. Todos distribuyen estradiol, la forma principal de estrógenos producidos por los ovarios y la que se produce de forma natural en las plantas. El parche, fijado sobre la piel, libera continuamente dosis bajas de estradiol contenidas en un gel. Éste se absorbe a través de la piel, penetra en los capilares y después a través del sistema circulatorio se distribuye a todas las regiones del cuerpo.

EN LA ACTUALIDAD ESTÁN DISPONIBLES DIVERSOS TIPOS DE PARCHES

En la actualidad están disponibles muchas variedades de parches de estrógenos. Todos son eficaces y, sea cual sea el que le recomiende su ginecólogo, probablemente será una buena elección para usted. Por otra parte, siempre puede probar otras marcas. En algunos países los parches transdérmicos se fabrican con estrógenos naturales.

El Estraderm™, el parche de estrógenos original, se cambia dos veces a la semana y distribuye estradiol (17-betaestradiol) en dos presentaciones de dosis diferentes: 0,05 mg (el equivalente entre 0,3 y 0,625 mg de estrógenos conjugados); y 0,1 mg (el equivalente entre 0,9 y 1,25 mg de estrógenos conjugados).

Existen otros parches con dosis diferentes de estradiol. Por ejemplo, 0,0375 mg, 0,05 mg, 0,075 mg y 0,1 mg. Otro parche distribuye estradiol a dosis muy bajas, de 0,025 mg.

PARCHES DE COMBINACIÓN DE ESTRÓGENOS MÁS PROGESTERONA

Dado que las mujeres que no han sido sometidas a una histerectomía y, por consiguiente, tienen útero, deben tomar progesterona junto con los estrógenos, es lógico que en la actualidad se hayan comercializado parches que combinan ambas hormonas. Las mujeres que han estado tomando estrógenos en parche y progesterona en forma de píldora pueden seguir un tratamiento transdérmico con un parche de combinación.

El Combipatch™, el primero desarrollado y aprobado por la FDA, distribuye 0,05 mg de estradiol combinado con progesterona en dos dosis diferentes, 0,14 mg y 0,25 mg. Este parche se cambia dos veces a la semana y se utiliza cada día del mes, suprimiendo la hemorragia menstrual en alrededor del 75 % de mujeres, porque inhibe la proliferación de la mucosa endometrial.

CREMA DE ESTRÓGENOS POR VÍA VAGINAL

Los estrógenos en crema se insertan en la vagina con un aplicador dosificador. A pesar de que la hormona puede absorberse directamente en el torrente circulatorio y produce algunos efectos sobre otras partes del organismo, influye sobre todo en los tejidos de la vagina y de la uretra, donde invierte los cambios atróficos provocados por la deficiencia de estrógenos endógenos.

Así pues, en general este tipo de tratamiento sólo se utiliza para los síntomas vaginales y urinarios. No se considera un tratamiento equivalente de los estrógenos administrados en forma de píldora o de parche porque no previene la osteoporosis ni alivia los síntomas menopáusicos de gravedad. Además, con este método de distribución, es casi imposible saber la dosis de hormona que se absorberá en la circulación general.

Al principio, la absorción es muy rápida, y aparecen directamente en el torrente circulatorio grandes cantidades de estrógenos. Después la absorción se hace más lenta cuando el epitelio vaginal se ha cornificado de nuevo y se ha vuelto más grueso hasta un estado más saludable, al igual que antes de la menopausia.

Recuerde que utilizar una crema vaginal a base de estrógenos equivale a seguir un tratamiento de sustitución hormonal, por lo que deberá tomar progesterona, al menos de manera temporal, siempre que no haya sido sometida a una histerectomía. Si presenta una hemorragia imprevista, póngase en contacto con su médico. Incluso si no presenta ninguna hemorragia, es esencial que se someta a biopsias endometriales regulares, a pruebas de provocación con progesterona o a exámenes ecográficos para que el médico se asegure de que no se ha producido una proliferación excesiva de la mucosa endometrial debida a los estrógenos.

Un importante beneficio de los estrógenos administrados en crema vaginal es que no agravan posibles enfermedades médicas preexistentes como una disfunción hepática, hipertensión arterial, enfermedades de la vesícula biliar y tromboflebitis. Al igual que los estrógenos en parche transdérmico, los estrógenos en crema no se absorben a través del sistema digestivo y, por consiguiente, no se altera por la acción del hígado.

La absorción de los estrógenos a partir de la crema vaginal varía ampliamente, de modo que su médico deberá encontrar la pauta y la dosis que sean adecuadas para usted. En la mayoría de los casos es suficiente 1 g de dos a tres veces por semana, a pesar de que probablemente empezará con una dosis más alta que después disminuirá gradualmente cuando los tejidos vaginales se hayan normalizado, es decir, cuando la atrofia haya mejorado.

Para mayor información sobre el efecto de la crema vaginal de estrógenos sobre la vagina, uretra y su vida sexual, véanse los capítulos 8 y 9.

ANILLOS VAGINALES

Una vía alternativa para distribuir los estrógenos a la vagina es a través de un anillo de estrógenos de liberación controlada que se inserta de manera muy parecida a un diafragma (pero que sólo está comercializado en Europa). Al igual que los estrógenos, el anillo libera dosis muy bajas de estradiol de manera continua. Produce el mismo efecto que las cremas pero puede dejarse en la vagina durante tres meses.

Este anillo es muy útil para mujeres que no desean seguir el tratamiento de sustitución hormonal habitual pero que manifiestan síntomas importantes de atrofia vaginal. Los estrógenos no se absorben en el torrente circulatorio sino que producen sus efectos sobre la vagina. Por consiguiente, es una vía de administración muy adecuada para las mujeres en las que los estrógenos por vía oral están contraindicados debido a un cáncer de mama previo. Sin embargo, para asegurarse de que los estrógenos no penetran en la circulación general, después de dos meses de utilizar el anillo, el ginecólogo solicitará un análisis de sangre para determinar los niveles sanguíneos de estrógenos.

Otra categoría de mujeres que pueden beneficiarse del anillo vaginal son las que toman alendronato o raloxifeno (dos medicamentos que frenan la pérdida de masa ósea) para la osteoporosis. Estos fármacos, que estimulan la masa ósea, no producen efectos beneficiosos sobre la sequedad vaginal sino que en realidad pueden agravarla.

Determinación de la dosis adecuada de estrógenos

Siempre hay que tomar la dosis más baja de cualquier fármaco, incluyendo los estrógenos. En el caso de los estrógenos, la dosis más baja que logrará los objetivos es la más indicada, porque es importante que los estrógenos no provoquen una estimulación excesiva de la mucosa endometrial. De hecho, hoy día la tendencia es reducir la dosis de estrógenos hasta la menor cantidad eficaz posible, en especial para mujeres menudas, ancianas cuya necesidad de estrógenos disminuye con el tiempo y mujeres que necesitaban dosis altas tras la extirpación de los ovarios pero cuyas necesidades más adelante disminuyen. De acuerdo con un estudio publicado en diciembre de 2000 por un grupo de investigadores del University of Connecticut Health Center, la dosis de estrógenos típicamente utilizada para tratar o prevenir la osteoporosis puede reducirse en sus tres cuartas partes para mejorar la tolerancia sin comprometer la eficacia. Los hallazgos del estudio Women's HOPE demostraron que las dosis más bajas son tan eficaces como las más altas para reducir los sofocos y controlar la atrofia vaginal. Y un tercer estudio que investigaba datos sobre el mismo grupo de mujeres arrojó resultados similares con respecto a la hemorragia endometrial.

Los estrógenos conjugados están disponibles en cinco dosificaciones, empezando con 0,3 mg. Si puede pasar con 0,3 mg, mucho mejor, aunque es el caso de pocas mujeres. Además, si está tomando estrógenos como prevención de la osteoporosis, probablemente requerirá un mínimo de 0,625 mg al día de estrógenos conjugados o su equivalente para prevenir la pérdida de masa ósea, en la mayoría de los casos una dosis también suficiente para aliviar con eficacia las oleadas de calor y los otros síntomas asociados de la menopausia.

Para la mayoría de las mujeres seguimos recomendando una dosis de 0,625 mg al día, a pesar de que un estudio de los investigadores de la Creighton University de Omaha sugiere que una dosis diaria de solamente 0,3 mg puede ser suficiente para aumentar la densidad mineral ósea en mujeres de más de sesenta y cinco años cuando también toman las cantidades adecuadas de vitamina D y calcio. Ésta es una buena noticia para las mujeres que padecen efectos secundarios desagradables cuando toman dosis más altas de estrógenos.

Sin embargo, si las oleadas de calor no desaparecen con una dosis de 0,625 mg, es aconsejable que tomen 0,9 mg o incluso 1,25 mg (o su equivalente) al día, aunque esta dosis seguirá encontrándose en los límites de las dosis bajas. Un estudio ha demostrado que una dosis baja de 0,5 mg al día puede prevenir la osteoporosis pero no es suficiente para aliviar los síntomas menopáusicos de gravedad.

En ocasiones, será necesario un tratamiento con estrógenos en píldora o parche *más* una aplicación ocasional de crema vaginal para que los tejidos vaginales recuperen su estado previo.

POR QUÉ DIFIEREN LAS DOSIS

Cada mujer tiene unas necesidades individuales propias de estrógenos que dependen, entre otras cosas, de su peso, edad y de la eficacia de los receptores de estrógenos que las hacen más o menos sensibles a los efectos de la hormona.

La dosis habitual es de 0,625 mg al día de estrógenos conjugados (o su equivalente), la dosis mínima habitualmente necesaria para prevenir la pérdida de masa ósea y la dosis habitualmente necesaria para aliviar los otros cambios atróficos provocados por la menopausia. Muchas mujeres se sienten bien con esta dosis y es la que probablemente le aconsejará el ginecólogo para empezar. Sin embargo, algunas mujeres necesitan una dosis de 0,3 mg o su equivalente para aliviar los sofocos, mientras que otras necesitan una dosis incluso más alta. Las mujeres que tienen la menopausia a una edad joven, en especial si es una menopausia quirúrgica súbita, con frecuencia requerirán una dosis más alta de estrógenos, quizás de 0,9 mg o incluso 1,25 mg al día, al menos al principio; al igual que las mujeres con una atrofia vaginal aguda, que necesitan una dosis más alta hasta que el tejido vaginal recupera su estado normal.

¿UNA O DOS VECES AL DÍA?

Los estrógenos por vía oral casi siempre se administran una vez al día. Aunque, en ocasiones, si los síntomas son muy desagradables, es posible que sea más eficaz fraccionar la dosis tomando la mitad por la mañana y la otra mitad, por la noche. Esto proporciona un refuerzo de estrógenos dos veces al día y propicia unos niveles sanguíneos más constantes de la hormona las veinticuatro horas del día. Los parches transdérmicos, que se utilizan de manera continua, también mantienen un nivel hormonal relativamente constante.

Determinación de la dosis adecuada de progesterona

La progesterona, la otra importante hormona femenina que deben tomar las mujeres que conservan el útero, además de los estrógenos, se administra un mínimo de diez días al mes como protección del útero. Habitualmente se prescribe en dosis de 5 mg durante doce a catorce días, o 10 mg durante diez a doce días al mes. O, como ya se ha descrito previamente, puede tomarse a dosis bajas (habitualmente 2,5 mg, cada día del mes) si esta pauta de administración es más adecuada.

Sin embargo, no todas las mujeres responden bien a las dosis y pautas estándar, por lo que es preciso individualizar el tratamiento específicamente para cada mujer, una excelente razón para visitar a su ginecólogo cada seis meses o siempre que la hemorragia mensual no siga su patrón habitual. Si después de la administración cíclica de progesterona cada mes presenta una hemorragia abundante o desarrolla una hiperplasia, requerirá una dosis de progesterona mayor de la habitual porque es usted excesivamente sensible a los estrógenos. O es posible que se encuentre mejor si la dosis de progesterona se prolonga durante más días al mes, quizás trece, catorce o quince.

La otra opción es cambiar el tratamiento por un patrón de administración continua de progesterona, tomando la progesterona en dosis bajas cada día del mes. Si este patrón no parece ser adecuado, será necesario que inicie de nuevo el patrón de administración cíclica.

Aunque en la actualidad la progesterona prescrita con más frecuencia es la medroxiprogesterona, están disponibles otras progesteronas que incluyen la medroxiprogesterona genérica, la progesterona micronizada, 19-noresteroides y un gel vaginal.

¿PROGESTERONA DESPUÉS DE UNA HISTERECTOMÍA?

Si ha sido sometida a una histerectomía no existe ninguna razón para que tome progesterona. El objetivo de incluir esta hormona en un tratamiento de sustitución hormonal es proteger el útero.

El olvido de alguna píldora

Olvidarse de tomar las píldoras del tratamiento de sustitución hormonal durante un par de días no es lo mismo que olvidarse de tomar los anticonceptivos orales. Si olvida la píldora anticonceptiva durante un día, e indudablemente si la olvida durante dos días, forzosamente ha de suponer que existe la posibilidad de una ovulación y si mantiene relaciones sexuales es preciso que utilice otra protección frente al embarazo, por ejemplo, un preservativo o diafragma vaginal.

Sin embargo, no se preocupe si olvida una o dos píldoras del tratamiento de sustitución hormonal. No producirá ninguna alteración del ciclo e indudablemente si reaparecen síntomas como sofocos o alguna hemorragia por deprivación, recordará que había olvidado alguna píldora y reiniciará el tratamiento. Lo mismo es cierto para los parches transdérmicos. Si olvida cambiárselos durante un par de días, no se preocupe, aunque tampoco es bueno que los olvidos sean sistemáticos.

Sin embargo, si se olvida durante más de dos días y no

experimenta ningún síntoma vasomotor (p. ej., sofocos), puede significar que ha dejado de necesitar el tratamiento de sustitución hormonal para aliviar los síntomas. Han desaparecido. De modo que si planifica utilizar las hormonas sólo mientras experimente síntomas, ha llegado el momento de consultar a su médico para abandonar el tratamiento.

¿El tratamiento hormonal sustitutivo sólo ahora?

¿Es aceptable tomar hormonas de manera ocasional, quizás una o dos veces a la semana, o sólo cuando los síntomas son muy molestos? Nunca es una buena idea seguir un tratamiento hormonal (excepto la crema vaginal) sólo ocasionalmente o de manera irregular si no ha sido sometida a una histerectomía y, por consiguiente, si tiene útero. La razón de ello es que puede provocar una proliferación incompleta de la mucosa endometrial y la mucosa no se descamará de manera regular por acción de la progesterona. El resultado puede ser una hemorragia u otros problemas. Es preferible tomar una dosis baja cada día (o dos veces a la semana en el caso del parche) junto con la progesterona tal como el médico le ha pautado. De lo contrario, es preferible interrumpir el tratamiento. Si se encuentra bien con una dosis tan baja de hormonas probablemente podrá arreglárselas sin ellas.

Por otra parte, si usted ha sido sometida a una histerectomía no es tan importante mantener una pauta regular de administración de estrógenos, ya que carece de endometrio.

¿Y si ha tomado una dosis doble por error?

Si no toma la píldora de estrógenos en momentos planificados, en ocasiones puede tomar dos píldoras en un mismo día por error, quizás una después de desayunar y otra por la noche porque ha olvidado que tomó la primera. A pesar de todo no producirá efectos perjudiciales.

El mejor momento para tomar la píldora es la hora de acostarse. Si se la toma siempre cuando se cepilla los dientes, lo recordará, y sabrá que no ha tomado otra píldora antes. Lo mismo ocurre con los comprimidos de progesterona.

En el caso del parche transdérmico, es más difícil que se aplique un segundo parche. Sin embargo, puede olvidarse de cambiarlo una o dos veces a la semana. Por consiguiente, establezca un horario, por ejemplo, cada lunes, o cada lunes y jueves por la noche justo a la hora de acostarse, y asegúrese de que se aplica el nuevo parche. Para recordarlo, pegue un papel en el espejo del baño. Una vez más, no pasa nada si se olvida. Se lo recordará la reaparición de los síntomas de la menopausia.

Cambiar la píldora anticonceptiva por el tratamiento hormonal de la menopausia

En la actualidad las dosis de algunas píldoras anticonceptivas son tan bajas (aunque contienen dosis más altas de estrógenos que el tratamiento de sustitución hormonal) que los médicos suelen recetarlas a las mujeres hasta los cincuenta años y son especialmente útiles durante la perimenopausia. Sin embargo, no es recomendable tomar la píldora después de esta edad o de la menopausia, como ya se ha descrito previamente.

Los anticonceptivos orales no prevendrán la menopausia, sino que darán lugar a la aparición de hemorragia menstrual cada mes debido a las hormonas que contienen. Por consiguiente, si continúa tomando la píldora, no sabrá si ya ha alcanzado la menopausia hasta que por último, probablemente alrededor de los sesenta años, su endometrio sea inactivo por completo y cese la menstruación.

Si ya ha llegado a la menopausia cuando deje de tomar la píldora anticonceptiva, aunque el acontecimiento habrá sido enmascarado por los efectos de la píldora, probablemente experimentará síntomas muy intensos, muy parecidos a los de la menopausia quirúrgica, debido a la supresión brusca de estrógenos en la circulación sanguínea. En este caso, consulte de inmediato a su ginecólogo.

¿Es demasiado tarde para un tratamiento hormonal sustitutivo?

Nunca es demasiado tarde para iniciar este tratamiento como mínimo para obtener algunos de sus beneficios. Sea cual sea la edad a la que lo inicie, los estrógenos prevendrán una pérdida adicional de masa ósea, a pesar de que no pueden restaurar la masa ósea que ya ha perdido. Además le conferirán cierto grado de protección frente a las enfermedades cardiovasculares porque aumentarán los valores de colesterol HDL (el protector) y preservarán la integridad de sus arterias. Por otra parte, los estrógenos rejuvenecerán sus tejidos vaginales y su sistema urinario, mejorarán su vida sexual y aumentarán su resistencia frente a las infecciones vaginales y urinarias.

Sin embargo, si espera muchos años antes de solicitar un tratamiento de sustitución con estrógenos, al principio requerirá una dosis baja de estrógenos sistémicos mientras su organismo se adapta al flujo sanguíneo, y los resultados beneficiosos tardarán más tiempo en apreciarse. Por último, las hormonas le conferirán efectos beneficiosos, aunque quizás no hasta el mismo grado que si hubiera iniciado el tratamiento antes. En ocasiones muchos años de deficiencia de estrógenos dan lugar a una degeneración extensa de los tejidos que nunca pueden restaurarse por completo. En la mayoría de los casos se sorprenderá de lo que puede hacer por usted el tratamiento de sustitución hormonal.

Acuérdese de las revisiones periódicas

Cuando una mujer está siguiendo un tratamiento de sustitución hormonal, debe someterse a revisiones periódicas cada seis meses. En realidad, estas revisiones se recomiendan a todas las mujeres menopáusicas, con independencia de que sigan un tratamiento de sustitución hormonal. En cada visita, el examen sistemático incluirá una exploración pélvica completa y de los pechos, más un frotis de Papanicolau. Una vez al año, el médico solicitará análisis de sangre.

Si el médico identifica algún indicio de hiperplasia u otro problema de la mucosa endometrial, será necesaria una biopsia aspiración para un examen de las células endometriales. Un frotis de Papanicolau *no* es una prueba fidedigna del estado de la mucosa endometrial porque sólo recupera una muestra de células de la vagina y el cuello uterino y ninguna célula del cuerpo del útero.

Si está siguiendo un tratamiento a largo plazo con estrógenos por vía oral, el médico también debe prestar atención a una posible agravación de enfermedades previas como una hipertensión arterial relacionada con la renina, una disfunción hepática, una enfermedad de la vesícula biliar, o una tromboflebitis. Si sigue un tratamiento con parches, estas enfermedades no se verán afectadas.

Posibles efectos secundarios del tratamiento de sustitución hormonal

En ocasiones, el tratamiento de sustitución hormonal provoca efectos secundarios. Habitualmente son insignificantes y pasajeros o se resuelven mediante un cambio de la dosis, o con otra forma de hormona, pauta o sistema de administración. Sin embargo, en ocasiones son efectos secundarios de gravedad o lo suficientemente desagradables como para justificar el abandono del tratamiento. La mayoría se invierten por completo cuando se interrumpe el tratamiento.

RETENCIÓN DE LÍQUIDOS

Éste es el efecto secundario más frecuente que se observa en la mitad de mujeres que siguen el tratamiento. La mayoría de las veces sólo dura unas pocas semanas. Si persiste, probablemente deberá limitar el consumo de sal en su dieta o tomar un diurético suave ocasional. La vitamina B_6, a dosis de 100 a 500 mg al día, es un diurético natural. Si no es suficiente, el médico le puede prescribir espironolactona, un diurético que se adquiere con receta. Sus efectos son suaves y puede tomarlo a diario si es necesario. La retención de líquidos no es una complicación de gravedad, pero aproximadamente una de cada cien mujeres la consideran una razón suficiente para abandonar el tratamiento.

DOLORIMIENTO MAMARIO

Es posible que después de iniciar el tratamiento note un dolorimiento e hinchazón de los pechos, al igual que antes de la menstruación. Este efecto es casi siempre temporal y no debe preocuparla. Dicho malestar es consecuencia de la retención de líquidos y de la estimulación de las glándulas mamarias, pero suele desaparecer o se hace más tolerable al cabo de pocas semanas. En ocasiones persiste y puede ser una razón para interrumpir el tratamiento de sustitución hormonal o tomar la dosis más baja posible.

En el caso de algunas mujeres, prolongar el tratamiento con progesterona durante un mayor número de días o tomarla continuamente a dosis bajas resolverá el problema. Para otras mujeres cambiar el tratamiento por un tipo distinto de progesterona (p. ej., 19 noresteroides) resolverá el problema. Por lo que respecta a los estrógenos, es preferible que los tome de manera cíclica, es decir durante tres semanas y a continuación una de descanso, más que continuamente, ya que, de este modo, se proporciona un «respiro» una vez al mes. Otra opción es tomar los estrógenos combinados con una dosis baja de testosterona, una hormona masculina que las mujeres también producen a través de los ovarios y glándulas suprarrenales. Esto puede aliviar el dolorimiento mamario y, como valor añadido, mejorará su libido. Consulte a su ginecólogo por lo que respecta a los diferentes tipos de parches. Véase el capítulo 8 para mayor información.

Naturalmente, aunque los médicos antiguamente consideraban que la mastopatía fibroquística era una contraindicación para el tratamiento hormonal sustitutivo, en la actualidad se sabe que no es un estado precanceroso, y además, tomar estrógenos no aumenta el riesgo de desarrollar un cáncer de mama. Si las hormonas provocan un malestar adicional, lo que no es probable, ya que la dosis es muy baja, hable de las distintas opciones con su médico.

AUMENTO DE PESO

Alrededor de una cuarta parte de mujeres que siguen un tratamiento de sustitución hormonal ganan algunos kilos al iniciarlo. Probablemente es la consecuencia de la retención de líquidos y de la tendencia de los estrógenos a estimular el tejido adiposo, al igual que las hormonas masculinas estimulan el tejido muscular.

Sin embargo, no eche la culpa de un notable aumento de peso a las hormonas. Tenemos la tendencia natural a aumentar de peso a medida que envejecemos porque nuestro metabolismo se hace más lento. Al mismo tiempo también perdemos masa muscular y ganamos tejido adiposo.

NÁUSEAS

Numerosas mujeres padecen ligeras náuseas cuando inician el tratamiento con estrógenos por vía oral, pero este es casi siempre un efecto secundario pasajero que desaparece al cabo de pocas semanas. Es conveniente que tome los estrógenos justo a la hora de acostarse. Si las náuseas no mejoran, sustituya las píldoras por estrógenos en parche transdérmico, que distribuye los estrógenos a través de la piel en lugar del sistema digestivo.

FLUJO VAGINAL

En algunas mujeres, las hormonas pueden provocar una lubricación vaginal excesiva. Carece de consecuencias médicas pero indudablemente es molesto. Pueden ser útiles las duchas con una solución de agua y vinagre.

DOLOR DE CABEZA

De vez en cuando las mujeres que siguen un tratamiento de sustitución hormonal se quejan de dolor de cabeza, en especial si ya tenían una tendencia a padecer migrañas. La explicación puede ser que los estrógenos provocan una dilatación o espasmo de los vasos sanguíneos o inducen una retención de líquidos en el cerebro. En ocasiones la razón del dolor de cabeza es un nivel bajo de estrógenos durante la semana que no toma estrógenos cuando se utilizan de manera cíclica.

Puede hacer una prueba de ensayo y error para encontrar una solución a este problema. Algunas mujeres previenen la migraña sustituyendo las píldoras por un parche transdérmico de estrógenos o, si el dolor de cabeza está precipitado por un bajo nivel sanguíneo de estrógenos, tomando la píldora cada día del mes en lugar de manera cíclica. En ocasiones tomar una dosis más baja o tomar el estrógeno combinado con testosterona a dosis bajas aliviará el dolor de cabeza. También puede cambiar el tipo de estrógenos. Por ejemplo, si toma estrógenos conjugados, sustitúyalos por estradiol puro o estrona pura. Consúltelo a su médico.

Si el dolor de cabeza parece estar provocado por la progesterona, pruebe la administración continua en lugar de cíclica, tomando dosis muy bajas cada día del mes.

REACCIONES ALÉRGICAS

Se puede ser alérgico a cualquier cosa, y en ocasiones una mujer es alérgica a los suplementos de estrógenos. Pueden provocar erupciones, una inflamación de la lengua, prurito y todas las respuestas alérgicas típicas. En ocasiones una marca o un método diferente de sustitución hormonal resolverá el problema, pero en ocasiones la única respuesta es suspender el tratamiento.

REACCIONES DE LA PIEL

Algunas mujeres refieren que el parche transdérmico de estrógenos les produce irritación, enrojecimiento y prurito en la piel, a pesar de que en la actualidad es mucho menos frecuente que antes. Si padece estas reacciones, retire el parche y aplíquelo en otra área de la piel. Asegúrese de que lo aplica sobre la piel seca después de dejar secar al aire el parche durante unos segundos cuando lo retire del envase. Además, es aconsejable que lo aplique en los glúteos, ya que la piel de esta región es menos sensible que la del abdomen.

SENSIBILIDAD A LOS FÁRMACOS

En caso excepcionales, los estrógenos por vía oral aumentan la sensibilidad a otros medicamentos que también son eliminados a través del hígado. En estos casos es aconsejable utilizar el parche transdérmico.

¿Tratamiento de sustitución hormonal para siempre?

Puede tomar sin riesgos el tratamiento hormonal durante toda la vida si recuerda las directrices más importantes: dosis bajas, tomar progesterona si no ha sido sometida a una histerectomía, revisiones médicas cada seis meses o siempre que presente una hemorragia no prevista y mamografías una vez al año. Muchas mujeres necesitan estrógenos durante el resto de su vida, en especial si corren un alto riesgo de osteoporosis o enfermedades cardíacas. Otras mujeres necesitan preservar su vida sexual y prevenir las infecciones vaginales y urinarias de repetición.

Cuando se sigue un tratamiento hormonal a largo plazo, no es necesario interrumpirlo para «descansar» sin que importe el número de años que lleva siguiéndolo, a menos que aparezcan efectos secundarios o una hiperplasia endometrial.

¿HA LLEGADO EL MOMENTO DE DEJARLO?

Si sigue un tratamiento hormonal durante el tiempo suficiente para evitar los síntomas de la menopausia, probablemente sólo lo necesitará unos dos años más. Sin embargo, nunca sabrá si ha llegado el momento de dejarlo hasta que lo pruebe. Reduzca la dosis gradualmente, como se explica más adelante, y compruebe si reaparecen los síntomas. Si reaparecen, continúe con el tratamiento durante unos meses más hasta que pueda interrumpirlo sin padecer molestias adicionales.

¿PERDERÁ LOS BENEFICIOS?

Cuando interrumpa el tratamiento de sustitución hormonal, perderá los beneficios que confiere, aunque mientras tanto se habrá beneficiado de algunos años de protección frente a la pérdida de masa ósea y las enfermedades cardíacas.

SUPRESIÓN DEL TRATAMIENTO DE SUSTITUCIÓN HORMONAL

No interrumpa nunca el tratamiento súbitamente, ya que los síntomas reaparecerán debido a la respuesta rebote del hipotálamo. Esto ocurrirá sin que importe el número de años que haya seguido el tratamiento o si todavía tenía síntomas antes de iniciarlo. La pérdida súbita de los estrógenos da lugar a una privación de los receptores de estrógenos en el hipotálamo y origina como consecuencia la producción de una sustancia parecida a la adrenalina que altera la regulación del mecanismo de la temperatura dando lugar a la aparición de sofocos.

Siempre debe interrumpir el tratamiento de manera gradual. Vaya reduciendo la dosis día a día a lo largo de un mes. A continuación, tome las píldoras sólo dos veces a la semana durante un mes y, más tarde, una vez a la semana durante algunas semanas más.

Sin embargo, no reduzca la dosis de progesterona. Continúe tomando la dosis habitual hasta interrumpir el tratamiento.

Si ha dejado de necesitar estrógenos para los síntomas, probablemente no reaparecerán. Sin embargo, si reaparecen, siempre puede reiniciar el tratamiento de sustitución hormonal.

No haga de médico de sí misma

No trate de ser su propio médico cuando siga un tratamiento de sustitución hormonal, o cualquier otro tratamiento. Es el médico quien debe aconsejarla y prescribir el tratamiento más adecuado para usted, modificarlo si es necesario y llevar a cabo revisiones periódicas de su estado de salud.

Recuerde que se trata de su cuerpo. Y si desea que durante toda la vida se mantenga en buenas condiciones operativas, debe cuidar de él lo mejor posible.

Capítulo 8

Una espléndida vida sexual para siempre

El tratamiento con estrógenos no significa una garantía de una vida sexual satisfactoria o que todas sus fantasías se convertirán en realidad. Sin embargo, sin los estrógenos, pronto carecerá por completo de vida sexual. Los estrógenos son responsables de mantener el tamaño, la forma y la flexibilidad de su vagina, así como el grosor de sus paredes y la lubricación de la mucosa vaginal. Cuando los ovarios de una mujer producen pocas cantidades de estrógenos o dejan de producirlos, tienen lugar una serie de cambios físicos que originan como consecuencia unas relaciones sexuales molestas, dolorosas o incluso imposibilitan el coito.

Sorprendentemente, pocas mujeres conocen estos hechos sobre los estrógenos y su relación con la vida sexual. Cuando empiezan sus dificultades, a menudo sienten demasiada vergüenza para hablar de sus problemas sexuales con el médico. La mayoría de las mujeres esperan a solicitar ayuda hasta que sus relaciones sexuales son dolorosas o incluso algunas consideran que nadie puede ayudarlas y que su vida sexual está acabada. Sin embargo, haga correr la voz, porque es un problema que se resuelve fácilmente con el tratamiento de sustitución hormonal y se ha convertido en la principal razón por la que las mujeres toman la decisión de seguirlo.

Los estrógenos mejoran la atrofia de los tejidos vaginales, aumentando el grosor de la mucosa vaginal, su humedad y su flexibilidad. Incluso para mujeres que ya experimentan serias dificultades sexuales, el tratamiento suele invertir los problemas en pocas semanas. Esto no significa que después de la menopausia todas las mujeres deban seguir un tratamiento de sustitución hormonal. Algunas mujeres no lo necesitarán, al menos durante varios años. ¡Cuánta verdad encierra el dicho «utilízalo o lo perderás»! Una vida sexual activa contribuye a mantener los órganos sexuales en buenas condiciones funcionales. Por otra parte, puede encontrarse entre las pocas mujeres que continúan produciendo durante toda su vida la cantidad suficiente de estrógenos para mantener la funcionalidad de estos tejidos.

Sin embargo, por último casi todas las mujeres tendrán que renunciar a las relaciones sexuales a menos que inicien un tratamiento de sustitución hormonal.

La capacidad para mantener relaciones sexuales satisfactorias dura toda la vida. Nunca disminuye, aunque muchas mujeres renuncien a ellas. Por consiguiente, suponiendo que tenga una pareja o la perspectiva de tener una, no existe ninguna razón para que no trate de disfrutar de nuevo de las relaciones sexuales. El tratamiento de sustitución hormonal no le provocará cáncer y en cambio le garantiza unas relaciones sexuales dichosas.

¿Cuándo se observan los cambios atróficos vaginales?

A pesar de que algunas mujeres notan alguna molestia sexual al cabo de cuatro a seis meses de la menopausia (en especial después de una menopausia quirúrgica), habitualmente los problemas vaginales típicos se desarrollan entre tres y diez años después del momento en que los ovarios de la mujer empiezan a dejar de producir estrógenos.

Ésta es la razón por la que será afortunada si llega a la menopausia a una edad avanzada, ya que estos cambios se desarrollarán mucho más tarde en su vida. Por ejemplo, una mujer que alcanza la menopausia a los cincuenta y cinco años probablemente no experimentará dificultades sexuales de gravedad hasta que cumpla los sesenta o sesenta y cinco. Sin embargo, si su menopausia tiene lugar a los treinta y cinco años, los problemas sexuales aparecerán mucho antes, quizás a los treinta y ocho o cuarenta y cinco, a menos que tome estrógenos.

Las hormonas y su libido

En el caso de la mayoría de las mujeres, sobrepasar el hito de la menopausia no parece afectar al deseo sexual o a la capacidad de tener un orgasmo. No obstante, algunas mujeres consideran que en esta época de su vida tienen *mayor* interés por las relaciones sexuales, puesto que ya no sienten la preocupación constante de quedarse embarazadas y tienen menos inhibiciones y responsabilidades absorbentes. Además, la libido aumenta porque las hormonas sexuales masculinas que toda mujer produce tienen más influencia cuando cesa la producción de estrógenos. Muchas mujeres experimentan un verdadero despertar sexual en este momento de su vida y no es raro que, después de la menopausia, muchas mujeres que nunca habían experimentado un orgasmo descubran todos los placeres de las relaciones sexuales.

Otras mujeres consideran que su interés por el sexo disminuye con la menopausia. Una buena razón de ello es que los cambios físicos sin ninguna duda afectan también a la vida sexual. Sin embargo, el interés por el sexo a menudo disminuye porque las mujeres creen que *deben* ser menos activas y que las relaciones sexuales son más apropiadas para los jóvenes. Algunas mujeres naturalmente carecen de pareja y otras mujeres nunca se han preocupado en exceso de su vida sexual y utilizan la menopausia como una cómoda excusa para olvidarse del sexo.

Si los niveles sanguíneos de testosterona son muy bajos, en especial cuando disminuyen debido a la extirpación de los ovarios o por una lesión irreversible del ovario, su libido también disminuirá, ya que la testosterona es la principal responsable del apetito sexual, tanto en varones como en mujeres. Todas las mujeres producen andrógenos, las hormonas masculinas, principalmente a través de los ovarios pero con una pequeña cantidad adicional elaborada por las glándulas suprarrenales. Por consiguiente, cuando el nivel de andrógenos disminuye, también disminuye la libido.

Incluso con la menopausia natural, la producción de esta hormona disminuye en casi un 50 %. Pero si a una mujer le extirpan los ovarios o sufre una enfermedad grave de los ovarios, que da lugar a una disminución casi total de la testosterona, experimentará una pérdida mucho más drástica de interés por el sexo.

La disminución de los niveles de andrógenos, que se detecta fácilmente con un simple análisis de sangre, no solamente puede disminuir la libido y la capacidad orgásmica sino que también puede inducir depresión y apatía. Si sus problemas son consecuencia de una deficiencia de andrógenos, la solución es simple. Un tratamiento con dosis bajas de testosterona puede contribuir a recuperar el deseo sexual en pocos días. Habitualmente se administran por vía oral, solos o combinados con los estrógenos, de manera intermitente durante varios días cada vez. Un beneficio añadido es que esta hormona masculina alivia el dolorimiento mamario que experimentan algunas mujeres durante el tratamiento de sustitución con estrógenos. ¡Pero no se preocupe, que no le va a crecer bigote! Encontrará más información sobre la testosterona más adelante en este capítulo.

Naturalmente, a pesar de que todavía suscita mucha controversia, algunos especialistas en cáncer no ven ninguna razón para prohibir el tratamiento con testosterona para mujeres con un cáncer de mama que experimentan una pérdida de la libido debido al déficit de andrógenos. También están comercializados algunos sustitutos de los andrógenos que son derivados de la progesterona, que asimismo pueden contribuir a aumentar la libido.

La tibolona, no comercializada en Estados Unidos pero muy popular en Europa, parece ser más eficaz que la testosterona para mejorar los problemas de la libido. Es un modulador enzimático estrogénico selectivo que se toma por vía oral una vez al mes, mejora la libido y disminuye la intensidad de los sofocos.

Los cambios físicos universales

Después de la menopausia todas las mujeres experimentan diversos cambios vaginales, si no siguen un tratamiento de sustitución hormonal. A diferencia de los síntomas iniciales como los sofocos, que en último término desaparecerán con o sin ayuda, estos cambios progresan gradualmente con el tiempo. El flujo sanguíneo hasta los genitales disminuye. La excitación sexual es más lenta y la lubricación como preparación al coito requiere más tiempo. Las percepciones sensoriales disminuyen y los genitales externos pierden su capa subcutánea de grasa. La vagina se vuelve más seca, más estrecha, menos expandible e incluso un poco más corta. En algunos casos el introito o entrada a la vagina es tan estrecho que imposibilita el coito. La mucosa vaginal pierde su capa protectora de células cornificadas y se vuelve más fina, más lisa, menos elástica, menos ácida, se irrita más fácilmente y tiene mayor predisposición a las infecciones. Además, pierde los pliegues rugosos y gruesos que permitían su elasticidad y expansión.

Si no desea que estos cambios afecten a su actividad sexual, tiene que enfrentarse al problema de una forma u otra. Es necesario que hable de sus dificultades con su ginecólogo porque *necesita ayuda*. Muchas mujeres siguen siendo reacias a hablar de estos temas y, por desgracia, muchos médicos se resisten a traerlos a colación. Sin embargo, es necesario que se obligue a ser abierta y franca de modo que pueda llevarse bien con su vida sexual.

PÉRDIDA DE LA LUBRICACIÓN

Una vagina seca y no lubricada es un disuasorio definitivo de una vida sexual satisfactoria. Es el primer signo de los cambios vaginales y suele ser perceptible poco después y, en ocasiones antes, de la menopausia. Cuando el nivel de estrógenos disminuye, cesa el estímulo de la producción de moco cervical y vaginal, por lo que la vagina pierde buena parte de la lubricación necesaria para un coito satisfactorio. Las mujeres que pierden estrógenos de manera muy lenta y continúan produciendo cierta cantidad de hormona durante muchos años, consideran que para ellas la sequedad no es un problema al principio, pero para la mayoría la falta de lubricación representa el problema inicial.

Cuando la falta de lubricación es el único problema, puede resolverse fácilmente con lubricantes ex profeso. Más adelante se describen con detalle.

Naturalmente, los antihistamínicos y descongestivos indicados para aliviar la congestión la membrana nasal también tienen tendencia a originar una sequedad de la mucosa vaginal, al igual que otros fármacos como los medicamentos cardiovasculares, los antidepresivos, los fármacos atropínicos y los diuréticos.

IRRITACIÓN VAGINAL

El segundo problema vaginal provocado por el déficit de estrógenos es el adelgazamiento de la mucosa vaginal. Sin la estimulación de los estrógenos, la mucosa gradualmente se hace más fina y menos elástica, de modo que se irrita fácilmente o se agrieta, e incluso puede sangrar.

Obviamente una mucosa irritada e inflamada dará lugar a problemas sexuales y contribuirá a la pérdida de interés por el sexo. De hecho, cuando la mucosa se vuelve tan fina que es prácticamente inexistente, el coito es tan doloroso que resulta casi imposible. En ese momento, es esencial iniciar un tratamiento con estrógenos a menos que esté dispuesta a renunciar para siempre a las relaciones sexuales.

Además de proporcionar un entorno propicio a las infecciones, la mucosa fina y seca en ocasiones desarrolla una inflamación no infecciosa crónica denominada vaginitis atrófica. Cada año, en el caso de miles de mujeres, los sangrados a partir de este tipo de inflamación requieren una biopsia y una dilatación y curetaje porque *cualquier* hemorragia necesita una investigación.

El adelgazamiento de la mucosa es normal, ya que una importante función de los estrógenos es estimular la creación de una capa externa dura de células cornificadas que protegen los tejidos subyacentes más delicados frente a los traumatismos e infecciones. Este epitelio engrosado se desarrolla en la pubertad y desaparece durante la menopausia, razón por la cual las niñas pequeñas y las mujeres de edad avanzada están especialmente predispuestas a las infecciones vaginales. Véase el capítulo siguiente para mayor información sobre las infecciones y la conducta recomendable respecto de las mismas.

Información anecdótica: el mismo tipo de capa de epitelio cornificado que recubre toda la vagina se localiza también en la boca y en la nariz. Por consiguiente, este tejido también tiende a adelgazarse y secarse cuando la producción de estrógenos disminuye.

Las inflamaciones e infecciones urinarias son otros problemas que se desarrollan por la misma razón. La capa externa protectora de la mucosa uretral también se adelgaza con la pérdida de los estrógenos. Esto significa que la uretra, localizada adyacente a la vagina, puede irritarse fácilmente durante la actividad sexual y está más predispuesta a las infecciones. La vejiga urinaria, cuyos tejidos también dependen de los estrógenos, pierde gran parte de su elasticidad. Véase el capítulo siguiente para mayor información sobre las vías urinarias.

CAMBIO DE LA FORMA DE LA VAGINA

Sin los estrógenos, la vagina adopta su estado prepuberal. Se vuelve más corta y estrecha y sus paredes son menos elásticas. Añadidos a la pérdida de lubricación y al adelgazamiento de la mucosa, estos cambios pueden afectar definitivamente a la actitud de la mujer con respecto a su vida sexual.

Cómo puede ayudarla una vida sexualmente activa

Los coitos frecuentes contribuyen a conservar la elasticidad, flexibilidad y lubricación de la vagina. De acuerdo con Masters y Johnson, mantener relaciones sexuales como mínimo una o dos veces a la semana durante un período de años contribuirá a conservar el interés y capacidad sexual de la mujer. La estimulación facilita la producción de las secreciones de moco, contribuye a mantener el tono muscular y preserva la forma y el tamaño de la vagina.

Ésta es la razón por la que las mujeres sexualmente activas con frecuencia tienen unos pocos años de gracia, retrasando los cambios inevitables hasta un poco más tarde en su vida. Sin embargo, por último, también experimentarán las mismas disfunciones que otras mujeres presentan, a menos que utilicen estrógenos.

VARIACIONES SEXUALES

El tipo estándar de actividad sexual, es decir, el coito, no es el único medio de conservar una buena función vaginal, a pesar de que es el mejor. Cualquier método para alcanzar el orgasmo, incluyendo la masturbación, puede retrasar los cambios atróficos.

Si le da vergüenza, recuerde que las actitudes han cambiado y que hoy en día los ginecólogos visitan a un número de mujeres mucho mayor que nunca por problemas sexuales. Antiguamente, las mujeres que tenían dificultades sexuales debido a un déficit de estrógenos simplemente aceptaban su destino supuestamente inevitable y renunciaban a las relaciones sexuales. Hoy día, solicitan ayuda. Si la necesita, haga lo mismo.

Diabetes y relaciones sexuales

Las mujeres diabéticas suelen tener más dificultades sexuales después de la menopausia que las mujeres con unos valores sanguíneos normales de glucosa. Con frecuencia experimentan una disminución notable de la lubricación y el deseo sexual y cuando sus niveles sanguíneos de glucosa son altos, las secreciones vaginales proporcionan un entorno idóneo para las infecciones por levaduras (un tipo de hongo).

Cómo ayudarse a sí misma

Dejaremos para el último lugar la descripción del tratamiento de sustitución hormonal y abordaremos primero otros métodos de eludir el fin de su vida sexual.

LUBRICANTES

En los primeros años después de la menopausia, cuando sólo experimente una sequedad vaginal, probablemente bastará un lubricante para prevenir la fricción desagradable durante el coito. Si necesita más ayuda, puede utilizar óvulos vaginales además de los lubricantes. Se insertan en la vagina, donde se disuelven rápidamente.

No utilice nunca un lubricante que no esté destinado a la lubricación vaginal y que puede agravar sus problemas. Por ejemplo, la mayoría de las cremas cosméticas contienen perfume y alcohol que pueden irritar los tejidos vaginales dolorosos. No utilice vaselina o aceites para bebé porque pueden endurecerse y secarse en la vagina y provocar una irritación o proporcionar un hábitat para las bacterias, además de obstruir la liberación de sus propias secreciones. Además, también pueden destruir los condones de látex y deteriorar los diafragmas. El lubricante que utilice ha de ser hidrosoluble y sin aceite.

La única excepción es el aceite de vitamina E, que no se seca ni se endurece y posiblemente confiere efectos beneficiosos sobre la mucosa vaginal. No utilice aceite de almendras, aceite de coco u otros aceites perfumados, ya que su elevado contenido de azúcares fomenta las infecciones por hongos.

CREMAS HIDRATANTES O HUMECTANTES

Incluso más eficaces que los lubricantes son las cremas hidratantes no hormonales que puede adquirir sin receta. Hidratan las células de la mucosa vaginal y contribuyen a que se forme una capa protectora húmeda, aumentan significativamente la humedad, la acidez y la elasticidad, en muchos casos, después de pocos meses. Son muy adecuadas para mujeres que no siguen un tratamiento de sustitución hormonal. Indudablemente, no son tan eficaces como los estrógenos porque no restablecen la capa cornificada protectora de la mucosa vaginal. Sin embargo, son útiles temporalmente, ya que aumentan el volumen de las células de la mucosa gracias a la humedad, por lo que están menos secas e irritables. Cada aplicación dura hasta tres días. La crema hidratante se inserta en la vagina con un aplicador desechable, aproximadamente tres veces a la semana, de preferencia por la mañana.

Una gran ventaja de las cremas hidratantes es que tienen un pH muy bajo, lo que significa que son ácidos y por consiguiente contribuyen a mantener un medio vaginal saludable donde no es probable que proliferen las bacterias.

Pero no las utilice como lubricantes, ya que no son apropiadas y, además, su acidez puede irritar los tejidos de los órganos genitales de su pareja.

TRATAMIENTO CON VITAMINAS

Es discutible que los suplementos de vitaminas afecten al deseo o capacidad sexuales, pero se han demostrado los efectos beneficiosos de la vitamina E y de las vitaminas del complejo B. Naturalmente, también es esencial que mantenga su cuerpo en forma con una dieta saludable, practicando ejercicio y con períodos de reposo adecuados.

El tratamiento hormonal sustitutivo y su vida sexual

Si está experimentando cambios vaginales desagradables, es urgente que se plantee un tratamiento de sustitución hormonal, la respuesta definitiva, si no tiene contraindicaciones médicas al mismo. Los estrógenos han salvado un incalculable número de parejas y han hecho posible otras.

En la mayoría de los casos sólo se requiere una dosis muy baja de estrógenos para prevenir o remediar los cambios que se acaban de describir y para que las relaciones sexuales vuelvan a ser placenteras. Usted misma podrá comprobar sus efectos sólo en dos semanas. No se ha descubierto todavía nada como los estrógenos para rejuvenecer los tejidos de los órganos sexuales.

Aumentará el grosor de la mucosa vaginal; la lubricación también aumentará y se aliviarán el dolorimiento y el prurito. A las cinco o seis semanas, se sentirá como nueva, aunque si ha demorado el tratamiento, necesitará algunos meses para observar una mejora real.

La dosis de estrógenos debe individualizarse porque algunas mujeres requieren una dosis más alta que otras para obtener los mismos resultados. Sin embargo, siempre es conveniente que la dosis sea baja, al igual que asociar un tratamiento con progesterona si la mujer conserva el útero. Los cambios atróficos de la vagina de la mujer se resolverán con una dosis suficiente de estrógenos pero las dosis altas que algunas mujeres necesitan para lograr unos buenos resultados son excesivas desde el punto de vista de la inocuidad del tratamiento. Si éste es su caso, tendrá que correr este riesgo. Pero no se preocupe, siempre observará una notable mejora y estará en mucha mejor forma que antes. Los criterios para un tratamiento satisfactorio con la terapia hormonal sustitutiva son unas relaciones sexuales placenteras y un número inferior a dos infecciones vaginales o urinarias al año.

¿Son irreparables los daños?

Sin que importe el tiempo que haya transcurrido desde los primeros cambios atróficos de la vagina debidos a la pérdida de estrógenos, el tratamiento siempre los resolverá. Incluso si ha vivido sin estrógenos durante décadas, probablemente el tratamiento restaurará sus tejidos hasta una condición funcional después de unas pocas semanas o en ocasiones algunos meses.

SI SU PAREJA TOMA VIAGRA

Para muchas mujeres de edad avanzada el mundo cambia cuando sus parejas empiezan a tomar Viagra y, por consiguiente, se renueva su interés por el sexo. Sin embargo, a estas alturas algunas de estas mujeres ya han perdido interés por el sexo o se han acostumbrado a otras modalidades de satisfacción sexual. Muchas mujeres, debido al déficit de estrógenos, sufren una considerable atrofia vaginal y no se preocupan de solicitar un tratamiento. Si éste es su caso, pida hora a su ginecólogo y solicite un tratamiento de sustitución hormonal. Hasta que surta efecto, puede utilizar una crema vaginal a base de estrógenos. Mientras tanto, utilice también una crema hidratante vaginal y/o un lubricante.

VIAGRA PARA MUJERES

El primer estudio preliminar sobre los efectos de la Viagra en mujeres con disfunciones sexuales puso de manifiesto que apenas producía efectos positivos. Incluso en los casos en los que mejoró la libido, sus efectos no parecen ser mejores que los del tratamiento con estrógenos.

VIAGRA E INFECCIONES URINARIAS

Un efecto secundario inesperado de la Viagra, un medicamento para la impotencia masculina, es la probabilidad de infecciones urinarias en mujeres poco después de reanudar sus relaciones sexuales. La razón de ello es que la mayoría de las mujeres cuyas parejas utilizan este medicamento, han alcanzado la menopausia y por consiguiente, a menos que sigan un tratamiento de sustitución hormonal, sufren una deficiencia de estrógenos a nivel de la mucosa vaginal y uretral que las predispone a las infecciones vaginales y urinarias. Véase el capítulo 9.

Píldoras, parches, cremas y anillos

El tratamiento hormonal sustitutivo está disponible en cuatro modalidades, que tienen ventajas y defensores. Las describiremos y prestaremos atención a su relación con el tejido vaginal.

Cremas vaginales a base de estrógenos

Si el único problema posmenopáusico de una mujer es una atrofia vaginal o de la mucosa urinaria, probablemente está indicada una crema vaginal a base de estrógenos. Los estrógenos aplicados por vía tópica son absorbidos por los tejidos vaginales, invirtiendo los cambios degenerativos, recornificando y engrosando la mucosa vaginal, estimulando la lubricación y aliviando la sequedad. Al cabo de pocos días, las células cornificadas reaparecerán.

La cantidad de crema y la frecuencia de su utilización dependerá de sus propias necesidades individuales. Algunas mujeres necesitan una dosis mayor de la habitual porque no absorben los estrógenos con la misma eficacia que otras mujeres. Por consiguiente, es aconsejable que vaya probando distintas frecuencias de aplicación de la crema hasta encontrar la dosis más apropiada para usted.

Excepto en casos poco habituales, es mejor empezar con una dosis relativamente alta, quizás de 2 g tres veces a la semana durante dos semanas, reduciéndola después a 1 g dos veces a la semana. No es conveniente utilizar una cantidad excesiva de crema porque la vagina sólo absorberá los estrógenos que necesite. Al principio, cuando sus tejidos están muy secos y son muy finos, absorberán una cantidad mucho mayor que después de varios meses, cuando la atrofia vaginal haya desaparecido.

Puede mantener su propia pauta de administración, iniciando e interrumpiendo el tratamiento cuando sea necesario. Algunas mujeres lo utilizan temporalmente hasta que observan una mejora y después vuelven a utilizar exclusivamente lubricantes. Esto es aceptable, aunque inevitablemente tendrán que reanudar el tratamiento después de algunos meses. Los síntomas siempre reaparecen cuando se interrumpe el tratamiento y, por consiguiente, el compromiso es de por vida.

A pesar de que puede utilizar la crema de estrógenos justo antes del coito, ya que proporciona cierto grado de lubricación, la estará desperdiciando. Es preferible que la aplique cuando no prevea un coito para que tenga tiempo de surtir efecto y así evitará la absorción por parte de los tejidos del área genital de su pareja. Además, los lubricantes fabricados con este objetivo son mucho más efectivos.

RECUERDE QUE ESTÁ SIGUIENDO UN TRATAMIENTO HORMONAL

Cuando utiliza una crema vaginal a base de estrógenos, está siguiendo un tratamiento hormonal. *Es* una modalidad de tratamiento hormonal sustitutivo. Parte de los estrógenos que se aplica localmente se absorben en el torrente circulatorio, al igual que los estrógenos administrados a través de cualquier otra vía. A pesar de que durante los primeros días se produce una absorción alta antes de disminuir hasta una cantidad absorbida mínima después de la regeneración de la mucosa vaginal, está tomando estrógenos y, al igual que cualquier otra modalidad de tratamiento, *pueden* afectar al resto de su organismo, incluyendo la mucosa endometrial. Esto significa que debe visitar a su ginecólogo con regularidad para que éste se cerciore de que no está desarrollando una hiperplasia endometrial, una proliferación excesiva del endometrio que, sin tratamiento, puede dar lugar a un cáncer de útero. Si su médico identifica una hiperplasia endometrial durante la exploración, deberá tomar progesterona, al menos periódicamente.

Si cuando utiliza la crema vaginal, incluso a dosis bajas, presenta una hemorragia, es preciso que informe a su médico, ya que puede ser una señal de alarma del desarrollo de una proliferación de la mucosa endometrial.

Si no presenta hemorragias mientras utiliza la crema, el médico la someterá a una prueba de provocación con progesterona después de algunos meses de tratamiento. Esto significa que tomará una tanda de progesterona: su médico le prescribirá 5 mg de progesterona durante doce días o quizás 10 mg durante diez días, mientras continúa utilizando la crema. Si presenta una hemorragia, demuestra que los estrógenos producen una proliferación de la mucosa endometrial y deberá tomar progesterona con regularidad. Si no presenta una hemorragia, mucho mejor, pero es preciso que se someta a pruebas con regularidad.

¿SON INOCUAS LAS CREMAS VAGINALES DE ESTRÓGENOS?

La crema vaginal se considera inocua como tratamiento a corto plazo incluso para mujeres en las que los estrógenos están contraindicados por razones médicas. Pueden utilizarse durante periodos breves de tiempo y pasajeramente para aliviar los síntomas más graves y las infecciones que no responden a ningún tratamiento. El tratamiento no sólo da lugar a la desaparición de las infecciones crónicas sino que también restaura la capacidad de mantener relaciones sexuales satisfactorias. Cuando las paredes vaginales son muy finas y rígidas, lo que es inevitable cuando una mujer carece de estrógenos circulantes, los lubricantes y cremas hidratantes no funcionan. Sin embargo, una vez que los estrógenos han restaurado la funcionalidad de los tejidos, la eficacia de los lubricantes será suficiente hasta que llegue a ser necesaria una nueva tanda de tratamiento.

Con una dosis de 1 g de crema vaginal de estrógenos una vez a la semana la vagina vuelve a ser más funcional en mujeres en las que el tratamiento de sustitución hormonal está contraindicado a causa de un cáncer de mama estrogenodependiente. Dado que es una dosis muy baja, es poco probable que se absorba en el torrente circulatorio donde puede acelerar el desarrollo de alguna célula cancerígena residual. Naturalmente, mientras siga este régimen su médico la someterá a análisis de sangre regulares para verificar los niveles de estrógenos.

Una segunda posible solución en el futuro para las pacientes con cáncer de mama que no pueden seguir un tratamiento de sustitución hormonal es el anillo vaginal de estrógenos, utilizado en Europa y todavía no aprobado en Estados Unidos. Se inserta en la vagina, donde libera una dosis constante pero muy baja de estrógenos, que es suficiente para restaurar los tejidos vaginales pero no tanto como para ser absorbida en el torrente circulatorio.

Anillo vaginal

Como se ha mencionado en el capítulo previo, los anillos vaginales a base de estrógenos son otra modalidad para mejorar la atrofia vaginal después de la menopausia. Se insertan en la vagina, al igual que un diafragma, donde distribuyen una dosis baja de estrógenos por vía transdérmica a través de las membranas mucosas y sólo se cambian cada tres meses. Si desea seguir un tratamiento con estrógenos exclusivamente para la atrofia vaginal y le molesta aplicarse regularmente la crema vaginal, constituye una buena opción.

El anillo también es una buena opción para mujeres en las que las otras modalidades de tratamiento están contraindicadas debido a un cáncer de mama previo, ya que los estrógenos no se absorben en el torrente circulatorio. También es una estupenda elección para mujeres que toman tamoxifeno o raloxifeno, que carecen de efecto sobre la atrofia vaginal, responsable del dolor durante el coito.

Estrógenos por vía oral y transdérmica

Si, además de resolver sus problemas sexuales, necesita estrógenos para proteger sus huesos frente a la osteoporosis o su corazón frente a las enfermedades de las arterias coronarias, es preciso que tome estrógenos de forma prolongada a través de una píldora o un parche, en ocasiones suplementados con una crema vaginal. Los estrógenos de la crema vaginal no se absorben en cantidades suficientes para proteger sus huesos o su corazón, ni tampoco su piel. Tampoco son eficaces para los sofocos y otros síntomas menopáusicos de moderados a graves.

Además, cuando se administran en forma de crema, es casi imposible saber la cantidad de estrógenos absorbida en el torrente circulatorio, que quizás afecten a la mucosa endometrial. Administrados en forma de píldora o a través de un parche, puede controlarse la dosis.

En ocasiones, cuando los problemas vaginales son muy graves, los resultados son mejores si empieza el tratamiento tomando estrógenos por vía oral o a través de un parche y, al mismo tiempo, utiliza una crema vaginal durante algunas semanas. Esto rejuvenece las mucosas y resuelve las dificultades rápidamente. Más adelante, si los cambios vaginales son su preocupación *exclusiva*, podrá interrumpir el tratamiento con la píldora o el parche y continuar utilizando la crema vaginal.

De vuelta a su libido

En ocasiones, es razonable examinar la posibilidad de un tratamiento con testosterona cuando otras modalidades de tratamiento para restaurar su libido no han sido satisfactorias. Sin duda, el tratamiento con estrógenos es la modalidad más eficaz para restaurar el funcionamiento físico, con independencia de que escoja la vía oral, transdérmica, la crema vaginal o los anillos. Y los lubricantes y cremas hidratantes también son muy eficaces. No es fácil mantener relaciones sexuales cuando son dolorosas.

Sin embargo, si a pesar del tratamiento, considera que su libido e interés por el sexo no mejoran, la adición de andrógenos al tratamiento puede ser la solución adecuada. Los hallazgos de un estudio publicado en 1998 por Philip Sarrell, MD, de la Yale School of Medicine, ponen de manifiesto pruebas convincentes de que un tratamiento combinado a base de estrógenos y andrógenos es superior a los estrógenos solos para mejorar el deseo sexual y la libido.

Por consiguiente, si los análisis demuestran que su nivel sanguíneo de testosterona es bajo (inferior a 30 mg por 100 ml), su médico considerará la adición de testosterona. Por ejemplo, los comprimidos de Estratest™ combinan 2,5 mg de testosterona con 1,25 mg de estrógenos, o 1,25 mg de testosterona con 0,625 mg de estrógenos. En la mayoría de los casos es suficiente la dosis más baja.

Recuerde sus objetivos

Recuerde que su objetivo es mantener relaciones sexuales sin dolor y satisfactorias y evitar o reducir las infecciones vaginales urinarias como máximo a una o dos al año. Si estos objetivos son difíciles de alcanzar, es aconsejable que aumente la dosis de estrógenos. Solicite hora a su ginecólogo para hablar de esta posibilidad, pero recuerde que nunca es aconsejable una dosis diaria superior a 1,25 mg de estrógenos conjugados o su equivalente, excepto en circunstancias excepcionales y siempre bajo la supervisión de su ginecólogo.

Capítulo 9

Se acabaron las infecciones

Después de la menopausia, cuando una mujer ha perdido la principal fuente de estrógenos, puede experimentar infecciones vaginales o urinarias de repetición. En este capítulo le proporcionaremos sugerencias sensatas para prevenir y afrontar estas infecciones, aunque su única esperanza de un verdadero cambio de esta situación desagradable es el tratamiento con estrógenos, que rejuvenece los tejidos de la vagina y de la uretra, aumentando su resistencia a las infecciones. De hecho, para mujeres que padecen infecciones urinarias de repetición que ponen en peligro su vejiga urinaria y su riñón, el tratamiento de sustitución hormonal es esencial.

¿Por qué razón sufro vaginitis?

Cuando su organismo carece de estrógenos, la mucosa vaginal se vuelve más seca, más fina, menos lubricada y menos elástica, por lo que se irrita e inflama fácilmente. La vagina se hace más gruesa, en ocasiones más corta, y pierde los pliegues rugosos que permiten que se expanda y se contraiga durante el coito. Todo esto hace que una mujer tenga mayor predisposición a las irritaciones e infecciones.

El cambio del pH de la vagina o del equilibrio de acidez contribuye a este problema. Durante los años de vida fértil, el pH normal de la vagina es ácido, a pesar de que durante el ciclo menstrual se producen ligeras variaciones. El entorno ácido protege frente a las bacterias y hongos patológicos, mientras que tiende a desarrollarse la flora normal que la defiende frente a las infecciones. Sin embargo, cuando los niveles de estrógenos son bajos, el pH de la vagina se vuelve más alcalino o alto, proporcionando un entorno más propicio para los microorganismos perjudiciales y menos adecuado para los gérmenes o flora bacteriana beneficiosa. Ésta es la razón de que las mujeres posmenopáusicas contraigan una infección tras otra y, en general, cuando han superado la primera ya tienen que enfrentarse a la siguiente.

También infecciones urinarias

Las inflamaciones e infecciones urinarias también son mucho más frecuentes por diversas razones, todas debidas a las alteraciones de la anatomía y al nuevo estado hormonal. Para empezar, la porción más externa de la uretra, localizada justo encima de la abertura vaginal, se vuelve menos flexible y elástica debido a la pérdida de estrógenos. Al mismo tiempo su mucosa se vuelve más fina, más seca, más irritable y más atractiva para los microorganismos infecciosos que normalmente habitan en el tubo digestivo.

Además, debido al adelgazamiento de las paredes vaginales, la uretra y la vejiga, localizadas próximas a la vagina, tienen menos protección. Por consiguiente, son más propensas a los traumatismos, en especial en el caso de mujeres sexualmente activas. Agrava el problema el acortamiento de la distancia entre la vagina y la uretra, lo que permite que las infecciones pasen más fácilmente de una a otra. Al mismo tiempo, la capacidad de la vejiga para retener orina disminuye a medida que este órgano hinchable se hace menos elástico y sus soportes empiezan a prolapsarse o descender. Por consiguiente, no es de extrañar que se sienta invadida por esta sensación urente tan familiar durante la micción y la sensación de que continuamente tiene ganas de orinar.

Conducta aconsejable

Restaurar los tejidos de la vagina y la uretra con un tratamiento de sustitución hormonal puede obrar maravillas si padece infecciones e irritaciones constantes, porque sus tejidos recuperarán un estado más funcional, de modo que no serán tan atractivos para las bacterias hostiles y otros microorganismos perjudiciales. Naturalmente, seguirá padeciendo alguna infección ocasional, como cuando era más joven, pero no experimentará el mismo malestar. Por consiguiente, no deje que sus prejuicios o su temor le priven de la ayuda valiosa que pueden constituir los estrógenos. Es una razón válida para considerar un tratamiento de sustitución hormonal.

Una crema vaginal a base de estrógenos puede ser todo lo necesario. La crema contribuirá a aumentar el grosor de los tejidos, a aliviar la sequedad y la falta de elasticidad y mejorará la lubricación. También creará un entorno más ácido. Incluso las mujeres en las que los estrógenos están contraindicados pueden utilizar la crema vaginal de manera intermitente durante períodos breves de tiempo para obtener alivio de las infecciones vaginales y urinarias de repetición.

Los estrógenos por vía oral o en parche transdérmico producen un efecto incluso más espectacular sobre las paredes vaginales y de la uretra porque a través de estas vías de administración se absorbe una mayor cantidad de hormona que circula hasta todos los tejidos del cuerpo.

En la mayoría de los casos, una dosis muy baja de estrógenos resolverá las infecciones, a pesar de que cada mujer es diferente y algunas necesitarán dosis más altas que otras. Por consiguiente, si cuando sigue un tratamiento de sustitución hormonal, comprueba que sigue experimentando más de una o dos infecciones al año, será necesario que aumente la dosis. O puede obtener buenos resultados aplicando la crema vaginal y añadiendo más tarde estrógenos por vía oral o en parches. Hable de todas las posibilidades con su médico.

Una segunda elección, menos eficaz que el tratamiento de sustitución hormonal, es utilizar una crema hidratante vaginal con regularidad. Uno de sus principales atributos es que es ácida y por esta razón aleja a los microorganismos perjudiciales.

Nunca debe pasar por alto las infecciones, porque a pesar de que algunas son autolimitadas, suelen empeorar y volverse más tenaces si no se tratan. Su médico la someterá a exámenes apropiados para determinar el tipo de infección que experimenta y le recetará un antibiótico apropiado. Nunca utilice un fármaco que le ha sobrado de una infección previa sin las instrucciones de su médico, porque en este momento es posible que no sea apropiado y le hará perder un tiempo precioso.

Recuerde que debe preguntar a su médico si su pareja sexual también debe someterse a tratamiento porque muchas infecciones se transmiten de uno a otro miembro de la pareja.

En ocasiones es imposible que su médico identifique el microorganismo causante de una infección menor, por lo que es imposible prescribir el medicamento apropiado. Las irrigaciones vaginales con un preparado yodado como Betadine™ pueden contribuir a controlar la infección.

MÁS ESTRATEGIAS PARA CONTRIBUIR A PREVENIR LAS INFECCIONES VAGINALES

En primer lugar, es necesario que se mantenga en buena forma física. Su inmunidad frente a las bacterias y otros microorganismos perjudiciales que se encuentran siempre al acecho disminuye cuando está agotada o malnutrida.

Mantenga una higiene escrupulosa utilizando agua y jabón no perfumado. Es necesario que siempre se seque de delante atrás después de defecar para impedir que las bacterias intestinales migren hasta la vagina o la uretra.

La mayoría de las irrigaciones vaginales y aerosoles de higiene íntima son irritantes y provocan sequedad. Además destruyen la flora bacteriana beneficiosa que impide que los patógenos se multipliquen. Si desea una irrigación vaginal, no lo haga más de una vez a la semana y sólo con agua caliente del grifo.

Sin embargo, si experimenta infecciones múltiples debido a un estado alcalino de la vagina, las irrigaciones vaginales con agua y vinagre contribuirán a aumentar la acidez. Son suficientes dos irrigaciones vaginales a la semana. Utilice una solución preparada mezclando una cucharada de vinagre en un litro de agua caliente. El médico también puede prescribirle irrigaciones medicinales para infecciones específicas.

Una irrigación de vez en cuando con bicarbonato sódico (una cucharada sopera disuelta en un litro de agua) contribuirá a aliviar el prurito que ocasionan las infecciones por hongos antes de su resolución.

Advertencia. Nunca suspenda la bolsa del irrigador vaginal a más de treinta centímetros sobre sus caderas y no trate nunca de forzar la solución a viajar más hacia arriba, ya que esto puede introducir los microorganismos desde la vagina hasta el útero.

MÁS NORMAS

- Si no está siguiendo un tratamiento de sustitución hormonal, utilice con regularidad una crema hidratante vaginal para restablecer la humedad, grosor y acidez de la mucosa vaginal (véase el capítulo 8).
- Durante el coito utilice un lubricante vaginal para reducir la fricción y contribuir a la distensión de los tejidos. Utilice siempre un lubricante destinado específicamente a la atrofia vaginal y *no* utilice nunca vaselina, cremas cosméticas, aceites u otras sustancias que pueden empeorar el problema. Véase el capítulo 8 para más detalles.

- Utilice ropa interior de algodón. Las fibras sintéticas propician las vaginitis de repetición porque no permiten la circulación de aire, la evaporación de la humedad o el drenaje.
- No utilice pijama para dormir. No utilice en exceso panties, tejanos ajustados o ropa de gimnasia de tejidos sintéticos.
- Por la misma razón, si todavía tiene la menstruación, no utilice tampones sino compresas, ya que permiten que llegue una mayor cantidad de aire a la vagina y evitan la irritación de la mucosa.
- No comparta medias, albornoces, toallas, manoplas, etcétera, ya que otras personas pueden transmitirle una infección. No tome baños calientes ni siquiera en su propia bañera, pues predisponen a las vaginitis. Los microorganismos infecciosos proliferan en el agua caliente y la escogerán como la próxima víctima. El cloro que la protege en una piscina se evapora debido al calor del agua.
- Escoja cuidadosamente a su pareja sexual. Insista en utilizar un condón (y un espermicida) con un hombre al que no conozca bien o al que no considere monógamo.
- Tome antibióticos sólo cuando sea necesario y bajo supervisión médica. Los antibióticos pueden alterar el pH vaginal, aumentando su alcalinidad y propiciando las infecciones. También pueden destruir la flora bacteriana beneficiosa como los lactobacilos, por lo que será una probable candidata a las infecciones por hongos. La tetraciclina es uno de los antibióticos responsables incluso cuando sólo se utiliza por vía tópica.
- Utilice un medicamento antifúngico como preventivo si sufre infecciones por levaduras cada vez que toma antibióticos. Empiece el día que comience el tratamiento con los antibióticos y continúe tomándolo hasta que haya terminado el tratamiento.

- Algunos detergentes y jabones causan irritación. Si tiene problemas constantemente, cambie de marca.
- Controle el consumo de azúcar. Unos valores sanguíneos altos de azúcar estimulan las infecciones por hongos y, por esta razón, los diabéticos tienden a contraerlas.
- Tome a diario yogures de cultivo biológico para aumentar la flora de lactobacilos, las bacterias beneficiosas que contribuyen a protegerla frente a los microorganismos patogénicos. Algunas mujeres también se aplican yogur en la vagina.
- Aumente el consumo de vitamina C, ya que parece contribuir a aliviar la inflamación vaginal.

OTRAS ESTRATEGIAS PARA PREVENIR LAS INFECCIONES URINARIAS

Las infecciones urinarias no sólo son molestas o dolorosas sino que pueden ascender hasta la uretra o la vejiga urinaria y convertirse en un problema más grave. Por consiguiente, es muy importante que las trate inmediatamente cuando perciba la conocida sensación urente. Con independencia de que siga o no un tratamiento con estrógenos, puede luchar contra estas infecciones con las siguientes sugerencias:

- Lávese con agua y jabón al menos una vez al día, utilizando un jabón suave, no perfumado y no irritante.
- La orina concentrada proporciona un excelente caldo de cultivo para el desarrollo de microorganismos perjudiciales, de modo que es preciso mantener la orina diluida bebiendo líquidos en abundancia, de preferencia agua, que es de bajo coste y no calórica. Beba incluso más si ya experimenta una infección.
- Orine muchas veces al día sin esperar a la necesidad imperiosa de orinar. De hecho, orine con tanta frecuencia

como le sea posible. Y asegúrese de vaciar por completo la vejiga. Si no puede hacerlo de una sola vez, espere diez minutos después de orinar, y orine nuevamente.

- Orine antes del coito, de modo que sea menos probable que sufra un traumatismo y orine inmediatamente después para impedir que las bacterias emigren hasta los conductos urinarios. Utilice un lubricante vaginal hidrosoluble durante el coito (véase el capítulo 8).
- Beba zumo de arándano, cuyos ingredientes contribuyen a impedir que las bacterias se adhieran a las paredes de la vejiga urinaria y de la uretra. Beba un cuarto de litro de zumo repartido a lo largo del día.
- Evite las irrigaciones o aerosoles vaginales (excepto el agua o las soluciones de agua con vinagre), ya que tienden a irritar y a aumentar la sequedad vaginal.
- Consuma más fruta y verdura para aumentar la acidez de la orina y limite el consumo de alimentos ricos en grasas, que producen una orina más alcalina. Limite el consumo de alcohol porque el alcohol deshidrata el cuerpo y concentra la orina. Elimine de su dieta la cafeína y los alimentos especiados que actúan como irritantes de la uretra.
- Recuerde que los traumatismos de la uretra durante la actividad sexual intensa son una causa frecuente de irritación e infecciones urinarias. Evite la actividad sexual, ya que contribuirá a desplazar las bacterias desde el área anal a la vaginal (y, por consiguiente, a la uretra).

Más visitas al baño

Si tanto durante el día como durante la noche tiene que ir muchas veces al baño la razón es que la vejiga urinaria pierde su elasticidad debido al déficit de estrógenos y retiene menos orina, lo que significa que siente la necesidad de orinar con más frecuencia.

Pérdidas de orina

La incontinencia de estrés, la pérdida involuntaria de orina que puede desencadenar un estornudo, la risa, el orgasmo, un salto o en ocasiones cualquier factor que aumente la presión intraabdominal, es un problema femenino muy frecuente. De hecho, se ha calculado que un 40 % de mujeres de más de cuarenta y cinco años experimentan pérdidas de orina, al menos ocasionalmente. En muchos casos, la incontinencia se inicia antes de la menopausia y a continuación empeora gradualmente.

Las pérdidas de orina no son una enfermedad sino un síntoma de un proceso subyacente que siempre puede corregirse o al menos mitigarse. La causa más frecuente, en especial en las mujeres que han dado a luz por vía vaginal, es la debilitación permanente de los músculos y soportes pélvicos, originada por el embarazo y el parto, que da lugar a un prolapso o hundimiento de la vejiga y la uretra. Además, a esto se añaden los efectos de la edad y la menopausia, ya que con la pérdida de estrógenos la vejiga pierde tono muscular y elasticidad, por lo que es menos capaz de retener la orina.

La incontinencia también puede estar causada por infecciones urinarias, inflamaciones, fibromas y algunos medicamentos como los antihipertensivos y antidepresivos, la obesidad, la cirugía pélvica previa e incluso un estreñimiento pertinaz.

¿Cuál es la conducta aconsejable? El tratamiento del proceso subyacente puede resolver el problema pero no hay que esperar a que se agrave. Hable con su médico, que la someterá a una exploración física para determinar la causa y el tratamiento. Su médico de atención primaria o el ginecólogo puede llevar a cabo todo tipo de pruebas, pero en la mayoría de los casos probablemente le aconsejará que consulte a un especialista.

PRUEBE PRIMERO EL TRATAMIENTO DE SUSTITUCIÓN HORMONAL

El tratamiento de sustitución con estrógenos es el tratamiento de primera línea que hay que considerar cuando la incontinencia aparece después de la menopausia, porque puede mejorar la debilidad de los tejidos de la vejiga y la uretra restableciendo su funcionalidad previa a la menopausia y protegerlas frente a las infecciones. Si no desea seguir un tratamiento con estrógenos por vía sistémica, pruebe la crema vaginal de estrógenos cuyos efectos se limitan a esta parte específica de su cuerpo.

Otras medidas prescritas por su médico incluyen los ejercicios de fortalecimiento de los músculos, la eliminación de algunos medicamentos, el entrenamiento vesical, la resolución de las infecciones, algunos medicamentos y un tratamiento quirúrgico.

EJERCICIOS DE CONTRACCIÓN VOLUNTARIA DE LOS MÚSCULOS

Trate de fortalecer el esfínter de la vejiga urinaria y los músculos del suelo pélvico que rodean la uretra y la vagina. El ejercicio puede aliviar los casos leves de incontinencia de estrés y al mismo tiempo tonifican la vagina.

Cada vez que se acuerde, tantas veces al día como sea posible, contraiga los músculos abdominales como si tratara de retener orina. Contraiga los músculos, aguante la contracción durante diez segundos y relájelos, practicando el ejercicio veinte veces por sesión.

O bien, cada vez que orine, inicie la micción y después interrúmpala antes de terminar. Aguante la orina contando lentamente hasta diez y después reinicie la micción. Repítalo varias veces.

Los conos y pesarios vaginales son un método alternativo

para ejercitar el esfínter y el suelo pélvico. Los conos, de un peso cada vez mayor, se insertan en la vagina. Después en sus esfuerzos para mantenerlos en la vagina, se entrenará contrayendo y fortaleciendo sus músculos.

INCONTINENCIA DE URGENCIA POR INESTABILIDAD DEL MÚSCULO DETRUSOR

Este tipo de incontinencia está causado por una vejiga que tiende a contraerse sin su permiso en momentos inoportunos y probablemente es independiente del tratamiento hormonal. La provocan las contracciones no controladas del músculo detrusor de la vejiga a medida que ésta se llena de orina, y sus síntomas incluyen la necesidad súbita e imperiosa de orinar (por lo que la mujer afectada orina ocho veces o más en veinticuatro horas) al igual que la pérdida súbita e impredecible de orina.

El tratamiento habitual es administrar un medicamento que relaje las contracciones combinado con un adiestramiento de la vejiga a base de ejercicios de fisioterapia que enseñan a la mujer a orinar en los momentos planificados. El flavoxato, la propantelina y la oxibutinina son medicamentos que disminuyen la contractilidad vesical. Provocan pocos efectos secundarios e inhiben la sensibilidad de la vejiga, de modo que la mujer no responde constantemente a las pequeñas contracciones que le hacen sentir que tiene la vejiga llena. Se administran dos veces al día o, si los problemas sólo son nocturnos, en el momento de acostarse.

OTRAS ESTRATEGIAS DE AUTOAYUDA

Mientras tanto, beba líquidos en abundancia, ya que la orina muy concentrada es irritante para la vejiga y la predispone a las infecciones. Trate de mantener la vejiga vacía todo lo posible orinando en cuanto tenga ocasión. Pierda peso si es obesa. Deje de fumar. Evite el papel higiénico de color y perfumado, el jabón perfumado y los jabones con aditivos detergentes. Elimine de su dieta los alimentos y bebidas que tienden a irritar la vejiga como el alcohol, la cafeína, las bebidas con gas, comidas especiadas, azúcar, edulcorantes y la leche. Siga una dieta rica en fibra y evite llevar pesos, al igual que correr.

Capítulo 10

Unos huesos resistentes para siempre

- ¿Es usted delgada, de piel clara y de complexión pequeña?
- ¿Ha tenido una menopausia precoz?
- ¿Fueron de baja estatura su madre o abuela?
- ¿Es usted fumadora?
- ¿Hace poco ejercicio?
- ¿Ha seguido en muchas ocasiones dietas hipocalóricas, consume más de dos bebidas alcohólicas al día y nunca le ha gustado la leche?
- ¿Procede su familia de las islas británicas o del norte de Europa?

Si sus respuestas son afirmativas a muchas de estas preguntas, corre el riesgo de desarrollar osteoporosis, una enfermedad caracterizada por la fragilidad de los huesos, por lo que debe considerar seriamente un tratamiento de sustitución hormonal, que es la mejor estrategia para detener la pérdida de masa ósea.

La osteoporosis es una enfermedad de los huesos que se desarrolla lenta e insidiosamente después de la menopausia cuando la mujer deja de producir estrógenos. No produce signos de advertencia excepto un dolor de espalda que no se sabe de dónde viene, y probablemente no sabrá que experimenta una osteoporosis hasta que sufra la primera fractura ósea. Sin embargo, en ese momento será demasiado tarde para remediar la situación. La osteoporosis no es reversible, de modo que son muy importantes un diagnóstico y prevención precoces. Los esfuerzos de prevención deben iniciarse justo después de la menopausia, en el momento en que se inicia la pérdida rápida de masa ósea porque esta pérdida puede retrasarse, detenerse o quizás invertirse antes de que los problemas sean permanentes.

¿Cuál es la causa de la osteoporosis?

Para una mujer con un menor suministro de estrógenos circulantes, *sin que importe las cantidades de calcio que consuma*, los huesos no pueden absorber y retener las cantidades suficientes de calcio con la finalidad de mantener su resistencia y, en consecuencia, lenta e inexorablemente se vuelven más y más delgados y se pierde más masa ósea. Primero, en la columna vertebral y, más tarde, en las caderas y muñecas, los huesos pierden masa y densidad, con una disminución a un ritmo de alrededor del 1 % después de los treinta años, aproximadamente. Con la menopausia la pérdida se acelera hasta un 2 % o un 3 % al año y, en algunos casos, hasta un 10 %, en especial en los primeros siete u ocho años, cuando puede producirse la mitad de la pérdida de masa ósea.

Algunas mujeres presentan un problema incluso mayor, ya que, de acuerdo con una investigación reciente, son portadoras de un gen hereditario que inhibe la absorción de calcio por parte de las células óseas, lo que hace que la osteoporosis sea una perspectiva mucho más probable.

Los huesos son una estructura viva cambiante

Los huesos son un tejido vivo en cambio constante. Almacenan calcio y después lo liberan según las necesidades para las funciones que sostienen la vida en otras partes del cuerpo. El tejido óseo viejo es reemplazado continuamente por hueso nuevo en un proceso denominado remodelado óseo, de modo que el esqueleto que tiene hoy sin duda no será el que tendrá dentro de unos años.

Antes de la menopausia suele existir un buen equilibrio entre la formación de nuevo hueso y la resorción del viejo siempre que su dieta incluya cantidades suficientes de calcio. Sin embargo, después de la menopausia, la resorción ósea es superior a la sustitución o formación de hueso aun cuando la mujer aumente la ingesta de calcio y haga más ejercicio, de modo que los huesos son cada vez menos densos y más débiles.

La masa ósea alcanza su densidad máxima en torno a los treinta y cinco años. Es el momento en que tendrá mayor masa ósea que nunca. Después de esta edad, la masa ósea y la resistencia de los huesos empiezan a disminuir tanto en hombres como en mujeres.

Sin embargo, las mujeres parten de una estructura ósea menos sólida que la de los hombres y por consiguiente no pueden perder tanta masa ósea sin que se produzcan problemas graves. De hecho, las mujeres tienen más posibilidades que los hombres de padecer una osteoporosis de gravedad, ya que los hombres tienen como media un 30 % más de masa ósea. Además los hombres no tienen la menopausia. La testosterona, la hormona masculina cuya producción no disminuye a lo largo de la vida de un hombre, facilita una utilización eficaz del calcio. En comparación, la pérdida de estrógenos durante la menopausia da lugar a una pérdida acelerada de masa ósea durante siete años, antes de que el ritmo de esta pérdida se haga más lento. Una mujer que vive el tiempo suficiente corre un riesgo de perder alrededor del 40-45 % de masa ósea.

La osteoporosis afecta hasta un tercio de mujeres norteamericanas de más de sesenta años y da lugar a un millón y medio de fracturas cada año. Entre la población de mujeres ancianas es la causa de todas las fracturas de cadera, fracturas de muñeca y jorobas.

La pérdida de hueso nunca puede recuperarse o reemplazarse por completo. Aunque algunos medicamentos nuevos pueden invertir una parte de las lesiones, como mínimo en la columna vertebral, la mayor parte de la masa ósea que se ha perdido es irrecuperable. No se dispone de una curación para la osteoporosis, y si usted es una candidata probable para una pérdida de masa ósea, será necesario un tratamiento profiláctico antes de que se inicie o un tratamiento cuando la pérdida de masa ósea ya se haya iniciado, para tratar de que sea más lenta.

El calcio y el ejercicio no son suficientes

A pesar de que las mujeres han sufrido osteoporosis desde el comienzo de la historia de la humanidad, esta enfermedad no se ha empezado a conocer con detenimiento hasta hace poco tiempo y las mujeres son bombardeadas constantemente con el consejo de hacer ejercicio y aumentar la ingesta de calcio.

Sin embargo, esto *no es* suficiente. Sin duda, el ejercicio y el calcio serán beneficiosos, pero toda la actividad física y suplementos de calcio del mundo no la protegerán si es usted propensa a la osteoporosis. No se dispone de sustitutos de los estrógenos. La estrategia más eficaz para prevenir o detener esta enfermedad es el tratamiento de sustitución hormonal, junto con una ingesta suficiente de calcio y la práctica regular de ejercicio. La segunda estrategia mejor es utilizar los nuevos medicamentos que están destinados a aumentar la masa ósea y se describirán más adelante.

ES UN COMPROMISO DE POR VIDA

Si es usted una mujer con riesgo de padecer osteoporosis, no podrá preservar su masa ósea sin un tratamiento de sustitución con estrógenos o un fármaco destinado a preservar la masa ósea, por mucho calcio que consuma. Idealmente, debe iniciar el tratamiento de sustitución hormonal inmediatamente después de la menopausia, es decir de su última menstruación, o como mínimo en un plazo de tres años, y continuarlo de por vida. La razón de ello es que el tratamiento sólo es eficaz mientras se sigue. Si se sigue durante varios años y después se abandona, se inicia de nuevo la pérdida de masa ósea a su ritmo posmenopáusico acelerado. De hecho, la protección que confieren los estrógenos frente a la osteoporosis empieza a perderse a los setenta y cinco años en mujeres que han seguido el tratamiento durante menos de siete años después de la menopausia. Y si interrumpe el tratamiento durante más de cinco años se pierde la mayor parte de la protección.

En otras palabras, cuanto más tiempo siga el tratamiento con estrógenos, mayores beneficios conferirá a sus huesos. Si empieza el tratamiento en el momento de la menopausia, será necesario que lo continúe durante como mínimo quince a veinte años con la finalidad de continuar protegida cuando sea una anciana.

Para reforzar este argumento, en un estudio publicado en 1995, llevado a cabo en nueve mil quinientas mujeres de más de sesenta y cinco años, se llegó a la conclusión de que en las mujeres que iniciaron el tratamiento con estrógenos al cabo de cinco años, y lo continuaron durante el resto de su vida, el riesgo de fracturas de cualquier tipo disminuyó sustancialmente. En este estudio se demostró una disminución del 50 % del riesgo de las fracturas no vertebrales y una disminución del 71 % del riesgo de fracturas de cadera y de muñeca. Por otra parte, en las mujeres que interrumpieron el tratamiento, incluso si lo siguieron durante más de diez años, no se demostró una disminución significativa del riesgo de fracturas.

La pérdida de masa ósea acelerada se inicia en el momento de la menopausia, sin que importe la edad de la mujer en ese momento. Por esta razón, las mujeres que pierden la función ovárica a una edad muy temprana, es decir a los treinta y cinco más que a los cincuenta, son especialmente vulnerables a una pérdida importante de masa ósea e incluso más si forman parte de las categorías de alto riesgo. Sus quince años adicionales sin estrógenos significan más tiempo para desarrollar una osteoporosis, y muchas de las mismas manifiestan signos de la enfermedad incluso antes de la década de los cincuenta años.

Y todavía peor, las mujeres cuya menopausia no es espontánea sino que es consecuencia de la extirpación quirúrgica de los ovarios, o de una destrucción por la radioterapia o la quimioterapia, tienen mayores probabilidades de experimentar problemas óseos pocos años después. Ésta es la razón de que la pérdida súbita y completa de estrógenos tenga un impacto mayor en el ritmo de la pérdida de masa ósea que el declive más gradual que acompaña a la menopausia natural.

Una histerectomía simple, la extirpación exclusiva del útero, también puede provocar una disminución de la masa ósea, ya que la intervención reduce el flujo sanguíneo hasta los ovarios, lo que da lugar a una disminución gradual de los niveles de estrógenos.

¿Es útil el calcio?

Naturalmente que sí. Es necesaria una ingesta adecuada de calcio, al igual que la práctica de ejercicio para aumentar la resistencia de los huesos y satisfacer las necesidades de este mineral vital en otras partes del cuerpo. Sin embargo, ésta sólo es una parte de la respuesta. Aunque no son directamente responsables de la resistencia ósea, los estrógenos controlan la absorción de calcio en los huesos y estimulan la producción de calcitonina, una hormona con propiedades protectoras óseas. Cuando una mujer deja de producir estrógenos, sus huesos empiezan a perder más masa ósea de la que producen, *incluso* si ingiere las cantidades suficientes de calcio.

Lo esencial es que si antes de la menopausia ha seguido una dieta saludable y ha hecho ejercicio, además de haber heredado un esqueleto sólido y resistente, una dieta rica en calcio y el ejercicio moderado pueden ser toda la protección que necesite después de la menopausia. Probablemente tendrá la suficiente masa ósea durante los años que le queden de vida. Pero, si no es así, *es preciso* que considere seriamente el tratamiento de sustitución hormonal para detener la pérdida de masa ósea con el paso de los años.

Una enfermedad digna de atención

La osteoporosis es una enfermedad grave e incluso puede conducir a la muerte. Afecta a más de veinticinco millones de personas en Estados Unidos, el 80 % de las cuales son mujeres. A pesar de que los hombres también pueden padecer osteoporosis, se considera una enfermedad femenina, porque es la consecuencia directa de la disminución de la producción de estrógenos, y sus efectos deletéreos se inician cuando los estrógenos empiezan a escasear.

UN SIMPLE ESTORNUDO PUEDE PROVOCAR UNA FRACTURA

Si la osteoporosis reviste gravedad, una mujer con esta enfermedad puede sufrir una fractura del brazo simplemente al levantar una cazuela del fuego o al agacharse para atarse los zapatos. Puede fracturarse un pie al salir de la cama o una costilla al estornudar. En unas pocas semanas su estatura disminuye a simple vista, desarrollando la típica joroba asociada con dolor de espalda. Muchos de los dolores de los ancianos son consecuencia de pequeñas microfracturas y compresiones vertebrales que se pasan por alto.

Cada año, alrededor de trescientas cincuenta mil mujeres norteamericanas sufren fracturas de cadera debido a la osteoporosis, de las que alrededor de treinta mil fallecen a causa de las complicaciones, mientras que otras cien mil mujeres necesitan un tratamiento a largo plazo. Una de cada tres fracturas de cadera se produce antes de los ochenta años. Una de cada cinco mujeres norteamericanas de más de sesenta años que ha sufrido una fractura de cadera fallece de las complicaciones, por lo que la osteoporosis es la causa principal de muerte en Estados Unidos. De un 12 a un 15 % de las mujeres que experimentan una fractura de cadera no sobreviven a los seis meses después de la fractura. De acuerdo con los National Institutes of Health, el 50 % de las que sobreviven necesitarán ayuda para las actividades de la vida diaria y un 15 a un 25 % de mujeres deberán ingresar en residencias.

No todas las mujeres corren un riesgo alto. Las mujeres con una gran masa ósea nunca sufrirán las consecuencias deletéreas de la osteoporosis porque todavía pueden perder una cantidad considerable de masa ósea sin experimentar los efectos perjudiciales de esta enfermedad. Las mujeres con sobrepeso también corren menos riesgo, ya que a partir del tejido adiposo siguen produciendo estrógenos, aunque en menor cantidad. No obstante, las mujeres más delgadas, de complexión pequeña, poseen menos masa ósea y, por consiguiente, corren un mayor riesgo. Necesitan toda la ayuda que se les pueda ofrecer.

¿POR QUÉ UNA MUJER CORRE MAYOR RIESGO QUE UN HOMBRE?

Por lo que a los huesos se refiere, los hombres son superiores a las mujeres. También padecen osteoporosis, pero la desarrollan mucho más tarde en la vida. Los hombres inician la vida adulta con una mayor masa ósea y de este modo pueden soportar mejor la pérdida de masa ósea sin que les afecte adversamente. Además, los hombres tienen tendencia a hacer más ejercicio y a consumir más alimentos ricos en calcio, en especial leche y productos lácteos, y no suelen seguir dietas hipocalóricas, que acostumbran ser ricas en proteínas y bajas en calcio. No obstante, si un hombre bebe mucho alcohol, corre mayor riesgo, ya que el alcohol impide la absorción de calcio y con frecuencia reemplaza los alimentos nutritivos.

Incluso más importante todavía, los estrógenos desempeñan el papel de estimular las otras hormonas que controlan la absorción de calcio por parte de los huesos e inhiben su reabsorción hasta el torrente circulatorio. A diferencia de las mujeres, los hombres no tienen la menopausia, por lo que no pierden la producción de testosterona y estrógenos tan súbita y rápidamente como les ocurre a las mujeres después de la menopausia y, en consecuencia, pierden masa ósea más lentamente.

La incidencia de fracturas óseas aumenta espectacularmente en las mujeres a medida que envejecen. Aunque a los cuarenta y cinco años el riesgo de fracturas de cadera es aproximadamente el mismo para hombres y mujeres, acto seguido aumenta rápidamente para éstas, de modo que durante la vida experimentan diez veces más fracturas de muñeca que los hombres y ocho veces más fracturas de cadera, a pesar de que a los cuarenta y cinco años los hombres tienen seis veces más probabilidades de fracturarse la cadera.

En Estados Unidos, alrededor del noventa y tres de mujeres que no siguen un tratamiento con estrógenos experimentarán una fractura de cadera, antebrazo, pelvis o columna vertebral a los ochenta y cinco años. El riesgo para los varones de esta edad sólo es de una tercera parte.

¿Quién padece osteoporosis?

Todo el mundo la padece. Es normal y universal perder masa ósea a medida que se envejece. Sin embargo, los casos graves no son habituales.

Alrededor de una cuarta parte de todas las mujeres experimentan una osteoporosis de la gravedad suficiente como para causarles problemas.

La osteoporosis es menos frecuente en personas de raza negra y mucho más frecuente en personas de raza blanca y asiática. Las personas de raza negra poseen una densidad mineral ósea y una masa ósea mucho mayores.

- Las mujeres blancas del norte de Europa tienen mayores probabilidades de desarrollar la enfermedad que las mujeres cuyas familias son originarias del sur de Europa. Por ejemplo, un estudio en Israel puso de manifiesto que la tasa de fractura de cadera entre judíos sefarditas sólo era de alrededor del 60 % de la de los judíos ashkenazi. Como generalización, es cierto que, cuanto más oscura es la piel, menores son las posibilidades de desarrollar una osteoporosis sintomática.
- El tejido adiposo de las mujeres con sobrepeso continúa convirtiendo la cantidad suficiente de estrógenos a partir de las hormonas suprarrenales (los esteroides), lo que las ayuda a absorber el calcio mucho tiempo después de que la función de sus ovarios haya cesado. En general, cuanto mayor es la cantidad de grasa corporal, mayor es la producción de estrógenos incluso después de la menopausia.

- Se observa más osteoporosis entre mujeres que viven en climas templados que en los trópicos.
- De acuerdo con una investigación reciente, el encanecimiento prematuro del pelo significaría un mayor riesgo de osteoporosis. En este estudio, se puso de manifiesto que las personas cuyo cabello se había encanecido más de un 50 % antes de los cuarenta años tuvieron cuatro veces más probabilidades de experimentar osteoporosis y de tener antecedentes familiares de osteoporosis. Los investigadores que llevaron a cabo este estudio especulan que el gen del encanecimiento prematuro podría estar relacionado con un gen que contribuye a determinar la masa ósea.
- Las mujeres que toman hormonas tiroideas corren un mayor riesgo de padecer la enfermedad. Cuanto mayor sea la dosis, mayor es la pérdida de masa ósea. Sin embargo, el tratamiento de sustitución con estrógenos compensa dicho riesgo.
- Un tratamiento crónico con esteroides (como la cortisona o la prednisona) en comprimidos o en inhalador (que se utiliza para el asma) puede dar lugar a una pérdida espectacular de masa ósea. Cuando mayor sea la dosis y más prolongado sea el tratamiento, mayor es la pérdida. Las mujeres que siguen un tratamiento con corticoides deben iniciar el tratamiento de sustitución hormonal inmediatamente después de la menopausia.
- Dosis excesivas de otros medicamentos también afectan a la absorción o la retención de calcio por parte de los huesos. Estos medicamentos incluyen la furosemida (un tipo de diurético), anticonvulsionantes (para la epilepsia), sedantes, relajantes musculares, algunos antidiabéticos orales, antiácidos que contienen aluminio, colestiramina, preparados formadores de volumen (fibra) y antibióticos como la tetraciclina.

LISTA DE LOS FACTORES DE ALTO RIESGO

Más adelante, se describen los factores de mayor riesgo para padecer osteoporosis. Si en su caso se aplican varios de los mismos (en especial, los primeros de la lista) es preciso que tome medidas de inmediato para prevenir o detener la pérdida excesiva de masa ósea, lo que significa iniciar el tratamiento de sustitución hormonal poco después de la menopausia.

La dosis *mínima* para prevenir la osteoporosis es de 0,625 mg de estrógenos conjugados al día (o la dosis equivalente de otros estrógenos). La pauta óptima es tomar una dosis cada día del mes.

- Menopausia antes de los cuarenta años.
- Antecedentes familiares de osteoporosis.
- Origen familiar en las islas británicas, norte de Europa y Asia.
- Grandes fumadores (diez cigarrillos o más al día).
- Pérdida de estatura, en especial en la parte superior del cuerpo.
- Fracturas de causa desconocida.
- Hiperparatiroidismo.
- Uremia.
- Aumento de la producción de cortisona o tratamiento previo a largo plazo con cortisona.
- Déficit de vitamina D.
- Piel muy clara.
- Huesos pequeños.
- Consumo de más de 150 ml de alcohol al día.
- Enfermedades del hígado.
- Dieta baja en calcio.
- Deficiencia de lactasa.
- Problemas de malabsorción.
- Hipertiroidismo.

- Peso por debajo de lo normal.
- Estilo de vida sedentario.
- Dietas previas bajas en calorías, ricas en proteínas y bajas en hidratos de carbono durante más de un año en la edad adulta.

Exámenes de los huesos

Hoy en día se puede examinar la densidad mineral ósea con técnicas sofisticadas y fiables. No se preocupe demasiado de someterse a estos exámenes si planifica iniciar un tratamiento de sustitución hormonal en el momento de la menopausia, ya que los estrógenos eliminarán el problema. Sin embargo, si decide *no* seguir una terapia hormonal, es necesario que se someta a estos exámenes.

El mejor examen es una absorciometría por rayos X de doble nivel de energía. Determina con precisión la densidad mineral ósea en la columna vertebral, cadera o muñeca, sólo requiere unos minutos y solamente incluye una dosis baja de radiación. Sin embargo, es un examen de alto coste que no todos los centros pueden ofrecer. Otros exámenes recomendados son la absorciometría por rayos X de simple nivel de energía, así como la absorciometría radiológica.

Una prueba simple y de bajo coste para evaluar la densidad mineral ósea pero que sólo sirve como detección de la enfermedad es la prueba del talón. Esta prueba utiliza ultrasonidos, ondas de sonido de alta frecuencia, para determinar la densidad del talón. Si la prueba indica la presencia de osteoporosis, es preciso llevar a cabo exámenes más sofisticados.

Utilizando estos métodos, puede detectarse una pérdida de masa ósea de solamente un 1 o un 2 %. Algunos médicos siguen utilizando las radiografías estándar para diagnosticar la osteoporosis, pero una radiografía no detecta la osteoporosis hasta que se ha perdido un 25 o un 30 % de masa ósea, momento en el cual será demasiado tarde para cualquier tratamiento.

La tomografía computarizada también es una técnica para el diagnóstico de la pérdida de masa ósea, aunque requiere como mínimo nueve rads de radiación, el triple que la cantidad utilizada para una radiografía de tórax convencional.

Dos análisis de orina proporcionan una indicación de la pérdida ósea activa y, según los resultados, después se practica un examen de la densidad mineral ósea. Estos exámenes determinan la cantidad de las sustancias de degradación o destrucción ósea que se eliminan por la orina. A pesar de que no son lo suficientemente precisas para el diagnóstico de la osteoporosis, pueden contribuir a monitorizar la eficacia de los medicamentos que previenen la pérdida de masa ósea.

La pérdida de estatura es una buena indicación aproximada de la osteoporosis que ya está llevando a cabo su trabajo destructivo. El cuerpo se mide desde la coronilla de la cabeza hasta el pubis y desde el pubis hasta la base del talón. Las determinaciones en las personas normales casi siempre son exactamente iguales para ambas partes del cuerpo. Sin embargo, si la parte superior es unos dos centímetros y medio más corta que la parte inferior, es probable que la persona afectada presente una compresión vertebral (o pérdida de la altura de las vértebras) debida a la osteoporosis.

Una pérdida de dientes también puede ser un signo del adelgazamiento de los huesos en una mujer de edad avanzada. Los dientes están anclados en las mandíbulas y la pérdida de densidad mineral ósea se acompañará de la pérdida de dientes, de acuerdo con una investigación actual en la Tufts University.

Cuál es el efecto de los estrógenos sobre el hueso

El tratamiento de sustitución con estrógenos en dosis suficientes prevendrá la pérdida de masa ósea antes de que ésta empiece incluso entre mujeres de alto riesgo *si* el tratamiento se inicia inmediatamente después de la menopausia. Impedirá que la osteoporosis progrese, siempre que la mujer lo comience después de la menopausia. El parche transdérmico de estrógenos es tan adecuado para el esqueleto como los estrógenos por vía oral. Sin embargo, la crema vaginal a base de estrógenos carece de efectos sobre los huesos.

Por lo que respecta a la progesterona, se ha demostrado que acentúa el efecto de los estrógenos y produce unos huesos más resistentes y densos que con un tratamiento exclusivo con estrógenos.

Los resultados de algunos estudios en los que los estrógenos se administraron combinados con testosterona pusieron de manifiesto que la hormona masculina también contribuye a producir un tejido óseo superior, lo que es lógico, ya que tanto la testosterona como los estrógenos previenen el inicio precoz de la osteoporosis en el hombre.

Muchos estudios han demostrado que la incidencia de fracturas de la columna vertebral y de la cadera es menor entre mujeres que siguen un tratamiento de sustitución con estrógenos e incluso se interrumpe o previene la pérdida de masa ósea. El estudio de nuestro grupo, de diez años de duración, publicado en 1979, fue el primero citado habitualmente como prueba decisiva de estas conclusiones. En nuestra investigación pionera, dividimos a ciento sesenta y ocho mujeres en dos grupos. Un grupo recibió estrógenos y progesterona tomadas a diario durante diez años y el otro grupo, un tratamiento con placebo. De las cincuenta y una mujeres que todavía eran estudiadas a los diez años, en las que iniciaron el tratamiento de sustitución hormonal al cabo de tres años de la menopausia se observó un aumento de la masa ósea. En las mujeres que lo iniciaron más de tres años después de la última menstruación y ya habían perdido masa ósea no se observó una pérdida adicional. Sin embargo, en todas las mujeres tratadas con placebo se demostró una pérdida significativa de masa ósea.

Entre otros estudios clínicos bien controlados es de destacar un importante estudio a doble ciego, de nueve años de duración, llevado a cabo en Escocia por el doctor Robert Lindsay y colaboradores. Los resultados demostraron una «disminución significativa de la estatura» entre las mujeres no tratadas con estrógenos, mientras que las mujeres que siguieron el tratamiento de sustitución hormonal no experimentaron pérdida. En otro estudio realizado en Estados Unidos, el doctor Lindsay también ha llegado a la conclusión de que para prevenir la pérdida de masa ósea se requiere una dosis de como mínimo 0,625 mg diarios de estrógenos conjugados (o el equivalente).

En 1984, el panel asesor de los National Institutes of Health dio su aprobación de un tratamiento con estrógenos para la prevención de la osteoporosis y la FDA añadió su aprobación en 1986.

Y en 2001 un grupo de investigadores de la Universidad de York, en el Reino Unido, publicó sus hallazgos en el *Journal of the American Medical Association* sobre los análisis de 22 estudios. Los datos indicaban una disminución del riesgo relativo de fracturas no vertebrales de un 35 % cuando la THS se inició antes de los 60 años (en otras palabras, poco después de la menopausia). Para fracturas de muñeca y cadera, la disminución del riesgo relativo fue mayor, de un 50 %. Esto confirmó los hallazgos de mi propio estudio publicado en 1979, cuando no observamos fracturas en el grupo tratado con estrógenos y 7 en el grupo tratado con placebo.

ESTRÓGENOS A DOSIS BAJAS PARA LA PÉRDIDA DE MASA ÓSEA

En las mujeres que siguen un tratamiento de sustitución hormonal casi siempre se ha recomendado una dosis diaria de 0,625 mg de estrógenos conjugados (o el equivalente), porque durante mucho tiempo se había considerado la dosis mínima para la prevención de la pérdida de masa ósea. Sin embargo, se ha observado que algunas mujeres sólo necesitan 0,03 mg, la dosis más baja autorizada por la FDA para la osteoporosis. En un estudio que incluyó a cuatrocientas seis mujeres posmenopáusicas de veintinueve centros médicos, se puso de manifiesto que con una dosis diaria de 0,3 mg de un estrógeno sintetizado a partir de la soja y el ñame se produjo una pérdida de masa ósea significativamente menor que con un placebo. Por otra parte, en estas mujeres los efectos no fueron tan espectaculares como en las tratadas con 0,625 mg. Un estudio reciente ha confirmado que una dosis de 0,03 mg es suficiente si se asocia con la cantidad suficiente de vitamina D y calcio.

¿NECESITAN TODAS LAS MUJERES UN TRATAMIENTO DE SUSTITUCIÓN HORMONAL?

Naturalmente que no. Si los huesos son resistentes y su masa ósea es suficiente no tendrá problemas debido al déficit de estrógenos y por lo tanto no lo necesita. Siempre es mejor no tomar medicamentos innecesarios.

Estrógenos y calcio

De acuerdo con muchos estudios y un panel asesor prestigioso de los National Institutes of Health, el tratamiento de sustitución con estrógenos es la estrategia individual más eficaz para prevenir la osteoporosis. Probablemente es la única forma de evitar que se convierta en un problema de gravedad. A pesar de que otras medidas que se describirán más adelante pueden ser beneficiosas, su eficacia no puede compararse con la de los estrógenos ni prevendrán la enfermedad en mujeres predispuestas.

Otras pruebas proceden de un estudio llevado a cabo por Bruce Ettinger, MD, del Kaiser Permanente de California, que comparó los efectos de los suplementos de calcio solos con los de los estrógenos. Este investigador dividió en tres categorías a un grupo de ochenta y tres mujeres voluntarias en los primeros años de la menopausia; un grupo recibió 0,3 mg diarios de estrógenos conjugados más 1,5 g de calcio; un segundo grupo recibió 0,625 mg diarios de estrógenos *sin* calcio; y el tercer grupo recibió 1,5 g al día de calcio *sin* estrógenos. Al cabo de un año, el doctor Ettinger puso de manifiesto que las mujeres tratadas con estrógenos en la dosis más baja más calcio y las tratadas con 0,625 mg de estrógenos sin calcio no habían perdido masa ósea; las mujeres tratadas con 1,5 g de calcio al día sin estrógenos perdieron una cantidad significativa de masa ósea.

El estudio de 1993 del doctor Ettinger, del Kaiser Permanente, demostró que, una vez que las mujeres interrumpieron el tratamiento con estrógenos, se reanudó la pérdida de masa ósea.

Las razones para tomar calcio

Muchas mujeres no ingieren la cantidad suficiente de calcio, sin duda no suficiente para contar con una gran masa ósea a los treinta y cinco años y por supuesto no suficiente para que su esqueleto sea robusto a los sesenta y cinco o setenta. Una mujer norteamericana promedio en la época media de la vida sólo ingiere unos 400 o 500 mg de calcio al día a través de la dieta. Y esta dosis es aproximadamente la mitad de las cantidades diarias recomendadas, que son de 1 g para las mujeres premenopáusicas y de 1,5 g diarios después de la menopausia.

POR QUÉ NECESITA MÁS CALCIO

¿Ingiere la cantidad suficiente de calcio cada día? ¿Ha dejado de beber leche pensando equivocadamente que ya no la necesita después del crecimiento? ¿Se preocupa por el colesterol y el peso por lo que evita algunos de los alimentos más apropiados para usted? Si es usted una mujer madura típica, es muy poco probable que ingiera la cantidad suficiente de calcio, sobre todo si sigue permanentemente una dieta para adelgazar. Cuando se sigue una dieta muy baja en calorías es *imposible* obtener la cantidad suficiente de calcio a partir de los alimentos.

Un importante hecho que debe tener presente es que, si no ingiere la cantidad suficiente de calcio a partir de la dieta, su organismo extraerá la cantidad de calcio que necesite de sus huesos. Las mujeres jóvenes deben ingerir cantidades suficientes de calcio, ya que es vital que dispongan del máximo «capital óseo» antes de llegar a la menopausia. Las mujeres de edad avanzada también han de prestar atención al consumo de calcio porque, sin una cantidad suficiente del mineral para satisfacer las necesidades de las funciones corporales vitales, el calcio se extraerá de los huesos. Además, la absorción de calcio no es tan eficaz como antes.

Por esta razón, los suplementos de calcio son esenciales. Antes de la menopausia, una mujer necesita suplementos de calcio si no bebe como mínimo tres vasos de leche al día (alrededor de un cuarto de litro por vaso) (la leche desnatada contiene la misma cantidad de calcio que la leche entera pero no contiene grasas y sólo suministra 80 calorías) o su equivalente. Lo mismo es verdad si está siguiendo un tratamiento de sustitución hormonal después de la menopausia, pero, si no toma estrógenos, necesita suplementos a menos que consuma como mínimo *cinco* vasos de leche o su equivalente al día.

SU CUOTA DE CALCIO

- Antes de la menopausia requiere un mínimo de 1 g de calcio al día a través de la dieta y/o los suplementos.
- Si ya tiene la menopausia *y* toma estrógenos, también requiere como mínimo 1 g.
- Si ya tiene la menopausia y *no* toma estrógenos, necesita un mínimo de 1,5 g de calcio al día.

INFORMACIÓN IMPORTANTE SOBRE EL CALCIO

- El calcio se absorbe mejor si lo toma a lo largo del día más que todo de golpe. Por consiguiente, fraccione las dosis de los suplementos. También se absorbe mejor si se toma con las comidas o con un tentempié cuando la producción de ácido clorhídrico por parte del estómago es máxima. Tomado con el estómago vacío, puede ser irritante.
- No tome cantidades excesivas de suplementos de calcio. Provoca estreñimiento y puede interferir con la capacidad del organismo para absorber el hierro y el cinc. No tome más de 600 mg de calcio elemental de golpe o más de 2 mg al día, con la finalidad de disminuir la posibilidad de reacciones gástricas. Además, sólo puede absorber esta cantidad cada vez, y el resto lo eliminará.
- Beba a diario agua en abundancia. Es bueno por muchas razones, pero en este caso contribuye a la absorción de calcio.

- Los antiácidos que son derivados del aluminio (hidróxido de aluminio) *eliminan* el calcio del organismo. Si toma habitualmente antiácidos, lea bien el prospecto y no los utilice como fuente de calcio.
- La utilización regular de laxantes interfiere con la absorción de calcio.
- Una dieta muy rica en fibra, beneficiosa en otros sentidos, reduce la absorción de calcio. Un consumo muy alto de fibra inhibe la absorción de nutrientes importantes, incluyendo el calcio porque el tránsito de los alimentos es muy rápido. Por la misma razón, no tome suplementos de calcio al mismo tiempo que toma preparados formadores de volumen.
- No tome los suplementos junto con suplementos de hierro. El calcio interfiere con la absorción de hierro.
- No cuente con las verduras de hoja verde como fuente importante de calcio. Más adelante le explicaremos por qué.
- Su densidad mineral ósea y su masa ósea están predeterminadas genéticamente. Aunque sin duda una cantidad suficiente de calcio contribuye a una masa ósea y a una resistencia ósea óptimas a los treinta y cinco años, los huesos sólo pueden alcanzar su propio potencial genético. Cuando haya alcanzado su umbral diario de calcio, una dosis mayor no será buena, ya que eliminará este exceso.
- Una ingesta alta de calcio a través de la dieta rara vez estimula la formación de cálculos renales como se creía previamente. Según estudios recientes, contribuye a prevenirlos.
- Evite los refrescos enriquecidos en calcio, ya que representan un 90 % de azúcar y agua y solamente un 10 % de zumo. Una opción más nutritiva son los zumos enriquecidos que suministran 300 mg de calcio por cada ración de 150 ml.

FUENTES ADECUADAS DE CALCIO

Todos debemos consumir alimentos ricos en calcio, pero en especial las mujeres después de la menopausia. Si no le gusta la leche, tome queso, yogur u otros productos lácteos, pero en cantidades suficientes. No todos los productos lácteos son buenas fuentes de calcio. La mantequilla, la crema de queso y la nata son ricas en grasas pero bajas en calcio. Si es alérgica a la leche, pruebe la leche baja en lactosa y enriquecida en calcio.

Examine el contenido de calcio de las fuentes principales descritas a continuación e incluya estos alimentos en su dieta habitual con el objetivo de ingerir como mínimo 1,5 g de calcio al día si no sigue un tratamiento con estrógenos y como mínimo 1 g si lo sigue. Si no tiene la posibilidad de llegar a esta cifra a través de la dieta, tome suplementos. Incluya sardinas u otro pescado con espinas como el salmón (¡cómase las espinas!) y verduras de hoja verde.

No obstante, muchas verduras de hoja verde como las espinacas, las hojas de la remolacha y las acelgas en realidad *bloquean* el calcio. Contienen ácido oxálico que inhibe la absorción de calcio y de otros nutrientes. Por consiguiente, aunque son ricas en este mineral, no le conferirán beneficios y en realidad si las toma con otras fuentes de calcio, le impedirán obtener todo el beneficio del *calcio* contenido en estas otras.

Una dieta rica en grasas también disminuye la cantidad de calcio que se absorbe, al igual que dosis altas de cinc o megadosis de vitamina A.

A pesar de que muchos otros alimentos, desde las semillas de sésamo hasta las ostras contienen calcio, es prácticamente imposible que satisfaga sus necesidades diarias de 1 a 1,5 g de calcio a través de la dieta sin consumir cantidades considerables de leche o productos lácteos. Si no bebe la cantidad suficiente de leche o consume la cantidad suficiente de productos lácteos, deberá recurrir a los suplementos de calcio para satisfacer sus necesidades. A su cuerpo no le preocupa de dónde proceda este mineral.

Tabla 1. Alimentos ricos en calcio		
Alimento	**Ración**	**Calcio**
Leche entera	1 taza	288 mg
Leche desnatada	1 taza	296 mg
Yogur natural	1 taza	274 mg
Yogur desnatado	1 taza	452 mg
Queso suizo	30 g	260 mg
Sardinas en conserva, con espinas	8 medias	354 mg
Salmón en conserva, con espinas	90 g	160 mg
Tofu	120 g	152 mg
Col	$^1/_2$ taza	179 mg
Diente de león	$^1/_2$ taza	140 mg
Col rizada	$^1/_2$ taza	103 mg
Bróculi	$^1/_2$ taza	50 mg
Habas	$^1/_2$ taza	81 mg
Almendras, peladas	$^1/_2$ taza	168 mg
Higos secos	5 medianos	126 mg

ESCOGER UN SUPLEMENTO DE CALCIO

En general, lo que debe buscar en este tipo de medicamento es un alto porcentaje de calcio, que sea de bajo coste y que no contenga contaminantes tóxicos. Todos los suplementos son compuestos de calcio y de otros elementos. Es importante que conozca la biodisponibilidad del calcio, de modo que lea bien la etiqueta y fíjese en la cantidad de *calcio elemental* por comprimido, lo que representa la cantidad disponible para la absorción. Con los menos concentrados deberá tomar más comprimidos al día para que la cantidad total diaria de calcio sea la misma.

Muchos de los suplementos se fabrican a partir de carbonato cálcico, que es el que se absorbe más fácilmente y contiene la mayor cantidad de calcio elemental por comprimido. Además es el de menor coste. Sin embargo, en ocasiones puede provocar gases o estreñimiento. Tómelo con las comidas.

Los suplementos de fosfato tricálcico suministran la misma cantidad de calcio pero sin los efectos secundarios de los gases. El citrato cálcico es la forma de calcio que se absorbe más fácilmente, aunque contiene sólo la mitad de calcio elemental biodisponible por comprimido comparado con el carbonato cálcico. Como consecuencia, para satisfacer las necesidades diarias, tendrá que tomar más comprimidos. También es de mayor coste. El zumo de naranja enriquecido en calcio es una buena elección para las personas con aclorhidria, es decir disminución de ácido gástrico, una enfermedad frecuente en personas de edad avanzada.

Muchas mujeres ingieren calcio a través del consumo de ostras y sardinas, que son una buena fuente de carbonato cálcico, aunque no mejor que otras y de mayor coste. Recuerde que debe evitar los antiácidos que son derivados del aluminio porque *eliminan* el calcio del organismo.

No tome los comprimidos a base de harina de huesos o dolomita, ricos en calcio que se venden en las tiendas de dietética porque pueden estar contaminados con cantidades significativas de plomo u otros metales tóxicos. Además, el cuerpo no absorbe adecuadamente su calcio.

HAGA UNA PRUEBA CON LOS COMPRIMIDOS DE CALCIO

Algunas marcas de comprimidos de calcio no se desintegran con la suficiente rapidez en el estómago para garantizar la absorción. Eche un comprimido en una salsera y cúbralo de vinagre de vino blanco. Si no se disuelve al cabo de media hora, pruebe otra marca.

El papel de la vitamina D

La vitamina D es decisiva para la absorción de calcio y también regula el metabolismo óseo. Por esta razón, también la necesita. Sin embargo, no debe tomar dosis excesivas. Muchas personas obtienen cantidades suficientes de vitamina D a través de la radiación solar y la dieta, en especial dado que muchas marcas de leche están enriquecidas con vitamina D y los comprimidos de calcio suelen incluir esta vitamina. Por consiguiente, a menos que su edad sea muy avanzada y salga poco a la calle o coma mal, no se preocupe de esta vitamina.

Si añade vitamina D a su dieta, tómela en dosis bajas, doscientas cincuenta unidades internacionales al día es una dosis suficiente durante la mayor parte del año y cuatrocientas unidades internacionales diarias en invierno. Según la Harvard Medical School Health Letter, si tiene más de sesenta y cinco años, puede necesitar una dosis un poco más alta, alrededor de ochocientas unidades internacionales diarias, porque el envejecimiento reduce la capacidad de la piel para utilizar la luz del sol para sintetizar vitamina D. Pero una dosis más alta puede ser tóxica. Examine los suplementos de calcio y, si contienen vitamina D, sume la dosis a todos los alimentos que consume y asegúrese de que no ingiere dosis excesivas.

Si sigue un tratamiento de sustitución hormonal no la necesita porque los estrógenos aumentan la producción y la absorción de vitamina D (en su forma activada de calcitriol). Asegúrese de ingerir la cantidad suficiente de calcio y de hacer ejercicio.

Enemigos de sus huesos

SAL, CAFEÍNA Y ALCOHOL

Un consumo alto de sal aumenta la excreción de calcio por la orina, lo que significa que sus huesos retienen una menor cantidad. Lo mismo es verdad para la cafeína en el café, té y refrescos, a pesar de que la investigación reciente ha indicado que no existe una relación. Por lo que respecta al alcohol, los grandes bebedores pierden masa ósea a un ritmo más rápido que las personas que apenas beben alcohol o son abstemias, probablemente porque el alcohol impide la retención de calcio.

HÁBITO TABÁQUICO

Si es usted fumadora, forma parte de los grupos de alto riesgo de osteoporosis, en parte porque el hábito tabáquico puede dar lugar a una menopausia más precoz de lo que está programado genéticamente y en consecuencia dispondrá de un mayor número de años para perder masa ósea y, en parte, porque reduce la función ovárica y en consecuencia la producción de estrógenos y progesterona. El hábito tabáquico incluso puede anular la protección conferida por el tratamiento de sustitución hormonal. La pérdida de masa ósea es el doble de rápida entre las mujeres posmenopáusicas que son grandes fumadoras que entre las mujeres posmenopáusicas que no fuman.

DIURÉTICOS

La utilización a largo plazo de un tipo de diuréticos, las tiacidas, prescritos para la hipertensión arterial, confiere cierto grado de protección frente a la osteoporosis y su consiguiente tasa elevada de fracturas de cadera entre mujeres de edad avanzada. Las tiacidas sólo desempeñan su papel cuando se toman en forma pura y no combinadas con otros medicamentos.

DIETAS RICAS EN PROTEÍNAS

Si desea perder peso rápidamente, una dieta rica en proteínas es adecuada durante una semana, pero no lo es si se prolonga más tiempo, porque no es saludable. Una razón es que da lugar a acidosis (es decir, el pH de la sangre es ácido). Incluso una acidosis moderada aumenta la excreción de calcio y puede provocar una osteoporosis a la larga. Por consiguiente, las mujeres que siguen persistentemente dietas extrañas y poco equilibradas corren un mayor riesgo de sufrir osteoporosis. Se dispone de algunas pruebas de que el consumo excesivo de proteínas de origen animal bloquea la absorción de calcio y, en realidad, en los vegetarianos tiende a observarse mayor densidad mineral ósea que en las personas que consumen carne, a menos que sean excesivamente delgadas.

TAMOXIFENO

El tamoxifeno, un modulador selectivo de los receptores de estrógenos, se sintetizó con la finalidad de contrarrestar la capacidad de los estrógenos para acelerar el desarrollo de los tumores de mama. Previene los tumores en mujeres de alto riesgo y también se utiliza como tratamiento en el estadio precoz del cáncer de mama, reduciendo casi a la mitad la probabilidad de que se desarrolle un cáncer en la otra mama.

Sigue por dilucidar si en realidad previene los casos nuevos de cáncer de mama. Dos ensayos europeos publicados recientemente, uno en Italia y otro en el Reino Unido, no demostraron ningún efecto protector para el fármaco. Un estudio norteamericano de trece mil mujeres sanas tratadas con tamoxifeno o placebo identificó un menor número de cánceres en el grupo tratado con tamoxifeno.

Al igual que los fármacos más potentes, el tamoxifeno produce efectos secundarios significativos. La buena noticia es que protege frente a la pérdida de densidad mineral ósea después de la menopausia mientras se utiliza. La mala noticia es que aumenta el riesgo de cáncer endometrial, de tromboflebitis y cataratas, y aumenta los síntomas menopáusicos como los sofocos y la sequedad vaginal.

Tratamientos alternativos para huesos frágiles

Si sigue un tratamiento de sustitución hormonal precozmente, no tendrá que preocuparse de la osteoporosis. Los estrógenos previenen la pérdida de masa ósea o la detienen, sea cual sea el estadio que haya alcanzado. Sin embargo, para las mujeres con cáncer de mama en las que los estrógenos están contraindicados y para las mujeres que ya padecen una osteoporosis, están disponibles tratamientos alternativos destinados a evitar la pérdida de más masa ósea, aunque ninguno de estos medicamentos es tan eficaz como los estrógenos.

A pesar de que el tratamiento de sustitución con estrógenos sigue siendo el patrón oro y es el tratamiento más eficaz para la osteoporosis, por lo que respecta a detener y restaurar la masa ósea, están disponibles dos nuevos medicamentos que son una excelente alternativa para las mujeres que necesitan una prevención de la osteoporosis pero no pueden tomar hormonas. El alendronato y el raloxifeno, descritos más adelante, no sustituyen a los estrógenos, que se han estudiado durante más de medio siglo y, además de sus beneficios demostrados, son casi un ciento por ciento eficaces en la prevención de la osteoporosis. Además, estos nuevos medicamentos están disponibles desde hace poco tiempo y sus efectos secundarios o a largo plazo no son bien conocidos. Pero en las mujeres en las que están indicados representan una opción que no estaba disponible unos años atrás. Antaño sólo se disponía de estrógenos, pero ahora se dispone de más elecciones e incluso se están investigando más tratamientos alternativos.

ALENDRONATO

Aunque no es tan eficaz como los estrógenos, el alendronato es un tratamiento útil para mujeres con osteoporosis avanzada. Puede retardar la pérdida de masa ósea y contribuir a la formación de hueso, previniendo fracturas adicionales. Se toma por vía oral y puede reducir las fracturas de cadera en un 56 % y las fracturas de columna vertebral en un 49 % en mujeres de alto riesgo.

El inconveniente del alendronato es que es difícil de absorber y puede provocar una inflamación del esófago, pirosis, dolor torácico e indigestión. Para evitar los efectos secundarios gastrointestinales, es preciso que la paciente lo tome con al menos un cuarto de litro de agua con el estómago vacío, a primera hora de la mañana y después se siente o permanezca de pie durante media hora sin comer ni beber nada. A diferencia de los estrógenos, el alendronato sólo produce sus efectos sobre el hueso y no mejora otras alteraciones como las relacionadas con el corazón, los problemas de la piel, de la vagina, vejiga urinaria o cerebro.

Probablemente la mejor respuesta a un diagnóstico de osteoporosis grave es tomar este medicamento junto con los estrógenos. Los datos presentados en el European Congress of Osteoporosis en Berlín en 1998 indican que en las mujeres tratadas con estrógenos *y* alendronato se observó un aumento significativamente mayor de la densidad mineral ósea en la columna vertebral y la cadera que en las tratadas con cualquiera de ambos preparados por separado.

Hasta recientemente, Fosamax se prescribía a dosis de 5 o 10 mg/día, pero ahora para simplificar la vida de las mujeres y reducir la posibilidad de serios problemas gastrointestinales, está disponible en comprimidos de 35 y 70 mg que se toman una vez a la semana.

RALOXIFENO

Como el tamoxifeno, pertenece a la nueva clase de fármacos llamados moduladores selectivos del receptor estrogénico. Aprobado en 1998 por la FDA, se le ha dado el nombre de «estrógeno de diseño» pero de hecho no es una hormona y no puede considerarse un sustituto válido de los estrógenos. Se sintetizó con la finalidad de bloquear los efectos de los estrógenos en determinadas regiones del organismo, donde un exceso de estrógenos puede ser perjudicial, como las mamas y el útero y, al mismo tiempo, para luchar contra la osteoporosis. Se ha puesto de manifiesto que aumenta la densidad mineral ósea de la columna vertebral y la cadera y disminuye el riesgo de fracturas vertebrales. Los resultados de un estudio internacional, publicado en 1999, indican que, al menos a corto plazo, reduce el riesgo de cáncer de mama, probablemente ocupando los mismos puntos receptores moleculares que la molécula de estrógenos en la superficie de las células. Debido a su selectividad, constituye un tratamiento de primera línea para las mujeres con osteoporosis que también corren un alto riesgo de cáncer de mama.

Como virtudes añadidas, no provoca efectos secundarios gastrointestinales ni aumenta el riesgo de cáncer endometrial, como mínimo durante un período de cuarenta meses; además, disminuye los niveles sanguíneos de colesterol total. No obstante, no aumenta los niveles sanguíneos de colesterol HDL, el bueno, efecto que producen los estrógenos. Es prematuro saber si afecta a la función cerebral.

Como inconvenientes, este fármaco aumenta el riesgo de coágulos y tromboflebitis y empeora la sequedad vaginal. Además, puede inducir intensos sofocos entre mujeres que llevan años sin padecerlos.

El raloxifeno no aumenta la masa ósea como los estrógenos o el alendronato. Los ensayos clínicos que han incluido a doce mil mujeres de veinticinco países a lo largo de dos años han demostrado que en las mujeres tratadas con raloxifeno se produjo un aumento de la masa ósea en un 2 a un 3 % en la cadera, columna vertebral y cuello del fémur, comparado con mujeres tratadas con placebo. En comparación, en las mujeres tratadas con estrógenos se observó un aumento de casi el doble de la densidad mineral ósea, en especial en la columna vertebral.

En caso de osteoporosis grave, algunos especialistas prescriben una combinación de Evista y Fosamax para unos mejores resultados. Juntos, potencian mutuamente su eficacia.

FLUORURO SÓDICO

En las personas que viven en áreas en las que el flúor es abundante se demuestra una densidad ósea media mayor (al igual que una mayor conservación de los dientes) que las que residen en áreas con cantidades bajas en el agua de bebida. Y en un estudio procedente de Finlandia se ha sugerido que una pequeña cantidad de flúor en el agua de bebida puede disminuir alrededor de un tercio las fracturas de cadera en personas de edad avanzada.

Por consiguiente, durante mucho tiempo se ha considerado que el fluoruro sódico era el tratamiento lógico de la fragilidad ósea provocada por la osteoporosis. Sin embargo, hasta recientemente, sus efectos han sido muy distintos. Aunque el flúor produce nuevo hueso, éste es más frágil y al mismo tiempo el flúor provoca muchos efectos secundarios molestos.

CALCITONINA DE SALMÓN

Aprobada para el tratamiento de la osteoporosis en 1995, la calcitonina de salmón es una forma sintética de hormona producida por la glándula tiroides. Se administra a través de un nebulizador nasal junto con suplementos de calcio y puede aumentar la densidad mineral ósea de la columna vertebral. Es otra opción para mujeres que no desean o no pueden seguir un tratamiento con estrógenos pero puede provocar efectos secundarios desagradables como irritación e inflamación de la mucosa nasal y dolor de cabeza.

PARATHORMONA

Considerada todavía un fármaco experimental, la parathormona que contribuye a determinar la absorción de calcio previene la pérdida de masa ósea en mujeres jóvenes con un importante déficit de estrógenos, de acuerdo con una investigación en el Massachusetts General Hospital publicada en 1998. Además, los científicos de la University of California de San Francisco estudiaron a mujeres posmenopáusicas tratadas con un corticoide como la prednisona, que debilita los huesos porque retrasa la absorción de calcio a partir de la sangre e inhibe las células formadoras de hueso (llamadas osteoblastos). Estos investigadores demostraron que con el tratamiento a base de inyecciones diarias de parathormona más estrógenos, vitamina D y suplementos de calcio en realidad se reforzó la formación de hueso espectacularmente incrementando el número de las células formadoras de hueso u osteoblastos. En los estudios en curso sobre el efecto de esta hormona en los casos habituales de osteoporosis posmenopáusica probablemente también se obtendrán buenos resultados.

Sin embargo, recuerde que la dosis de parathormona debe controlarse cuidadosamente. De lo contrario, puede ser peligrosa porque un exceso puede provocar una intensa pérdida de masa ósea, justo el efecto contrario de lo que se pretende.

ETIDRONATO

El etidronato, comercializado para otra enfermedad ósea, puede aumentar la masa ósea y se ha mencionado que reduce a la mitad la incidencia de fracturas de la columna vertebral en mujeres con una osteoporosis debilitante. No obstante, la FDA todavía no lo ha aprobado para la osteoporosis y no se han determinado sus efectos a largo plazo.

CALCITRIOL

Otro medicamento para el cáncer de mama en mujeres que padecen osteoporosis y que no pueden seguir un tratamiento con estrógenos es el calcitriol, una forma sintética de vitamina D. Todavía experimental, se toma con suplementos de calcio y en algunos ensayos se ha demostrado que reduce la incidencia de fracturas vertebrales.

RISEDRONATO

El risedronato ha sido aprobado recientemente por la FDA como tratamiento de la osteoporosis. Al igual que el alendronato, es un potente difosfonato, una sustancia que sólo produce efectos sobre el tejido óseo y no afecta, por lo menos hasta lo que se conoce, a cualquier otra parte del organismo en sentido positivo o negativo. Inhibe la resorción ósea y se ha demostrado que aumenta la densidad mineral ósea, reduciendo el riesgo de fracturas.

El risedronato difiere del alendronato en que no parece causar los mismos problemas gastrointestinales. También debe tomarlo por la mañana con el estómago vacío sin ingerir alimentos durante treinta minutos, pero no requiere que el paciente permanezca de pie y probablemente no provoca molestias gástricas ni irrita el esófago.

En un estudio de la University of California de San Francisco publicado en 1999, los investigadores estudiaron a 2.458 mujeres posmenopáusicas de menos de ochenta y cinco años que habían experimentado como mínimo una fractura vertebral antes del estudio. Las mujeres fueron asignadas aleatoriamente para recibir comprimidos de risedronato o un placebo durante tres años. Los investigadores observaron que las mujeres tratadas con risedronato tuvieron aproximadamente un 40 % menos de probabilidades de padecer nuevas fracturas de la columna vertebral o de otros huesos que las tratadas con placebo.

Sin embargo, al igual que con otros medicamentos formadores de hueso, todavía es demasiado temprano y sólo con el tiempo sabremos si el fármaco es eficaz e inocuo a largo plazo.

Al igual que otros medicamentos formadores de hueso, no es tan eficaz como los estrógenos que se han estudiado durante los últimos cuarenta años.

Consuma calcio

Sin que importe el tipo de tratamiento que siga para la osteoporosis, es absolutamente esencial que ingiera la cantidad suficiente de calcio a partir de la dieta o de los suplementos. El calcio refuerza los efectos de todos los tratamientos y es necesario para la formación de nuevo hueso. Sin embargo, recuerde que si ya padece una osteoporosis significativa o es una candidata de alto riesgo para la osteoporosis, el calcio solo no será suficiente sin los estrógenos u otro tratamiento. No espere más y consulte de inmediato a su médico.

Cómo el ejercicio contribuye a fortalecer sus huesos

El ejercicio solo no mantendrá la integridad de sus huesos. Necesita cantidades adecuadas de calcio y un buen suministro de estrógenos, ya que de lo contrario perderá una cantidad significativa de masa ósea después de la menopausia. Puede practicar ejercicio durante horas cada día, ingerir muchos miligramos de calcio pero seguirá teniendo una densidad mineral ósea baja si experimenta un déficit de estrógenos.

Sin embargo, esto no significa que tenga que ser sedentaria. El ejercicio también ayuda. Aunque no podemos aumentar más nuestra masa ósea porque alcanzamos la masa ósea máxima alrededor de los treinta y cinco años, podemos conservar la que ya tenemos. La verdad es que los huesos, al igual que los músculos, deben utilizarse para que conserven una resistencia óptima. Y la actividad mecánica que necesita proporcionará la tensión mecánica para que los músculos que se insertan en los huesos se pongan tirantes. Aunque los ejercicios de carga y los ejercicios antigravedad son los mejores, también es beneficioso el entrenamiento de resistencia.

Los huesos responden al ejercicio físico a cualquier edad, a pesar de que al llegar a la menopausia hacemos menos ejercicio y pasamos más tiempo sentadas. Sin embargo, necesitamos practicar más ejercicio que nunca para mantener en forma nuestro cuerpo. Por consiguiente, el ejercicio debe formar parte de su vida, incluyendo actividades de carga moderadamente enérgicas durante al menos treinta minutos cuatro veces a la semana, más ejercicios de fortalecimiento de los músculos al menos dos veces a la semana. Hará un buen servicio a sus huesos y también desarrollará mayor masa muscular, lo que le evitará caídas y, si experimenta una caída, se recuperará de la misma sin padecer efectos secundarios.

Recuerde que los efectos beneficiosos del ejercicio sólo duran mientras el ejercicio continúa y se disipan rápidamente cuando se reanuda la vida sedentaria.

EL TIPO APROPIADO DE EJERCICIO

Casi cualquier tipo de ejercicio enérgico mejora la forma física, fortalece el corazón y los pulmones, tonifica los músculos y la mantiene alerta mentalmente. Pero para mejorar la masa ósea, es más importante someter a un esfuerzo a los huesos largos del cuerpo y la columna vertebral añadiendo la fuerza de la gravedad. Por ejemplo, practicando *jogging*, marcha rápida, ciclismo, baile o simplemente subiendo escaleras. Naturalmente la marcha rápida es tan buena como cualquier otra forma de ejercicio. Asegúrese de que anda con la suficiente rapidez para cubrir unos dos kilómetros en menos de una hora.

Añada a su régimen ejercicios de levantamiento de pesas. Se ha demostrado que en las mujeres posmenopáusicas que se entrenan de manera intensiva en máquinas dos veces a la semana mejora la fuerza de sus músculos y su equilibrio. Esto también puede prevenir las caídas, el mayor riesgo de fractura en la mujer de edad avanzada. También puede aumentar la densidad mineral ósea de las caderas y la columna vertebral, las áreas de las fracturas de mayor gravedad causadas por la osteoporosis.

Tratamiento de sustitución con estrógenos para los dientes

Los investigadores de la Harvard Medical School y el Brigham y Women's Hospital de Boston estudiaron a más de cuarenta y dos mil mujeres posmenopáusicas e identificaron una disminución del 24 % en la pérdida de dientes entre las usuarias de este tratamiento. Los resultados de otro estudio a largo plazo de casi quinientas mujeres demostraron que las mujeres tratadas con estrógenos durante nueve años o más conservaban la mayoría de los dientes, casi cuatro dientes más que las mujeres que nunca habían seguido el tratamiento.

Naturalmente, una razón puede ser que las mujeres tratadas con estrógenos se preocupan más de su salud y se cuidan más, incluyendo su dentadura. Otra razón es que probablemente los estrógenos contribuyen a conservar la densidad ósea y resistencia de las mandíbulas, por lo que los dientes se mantienen mejor anclados.

Nunca es demasiado tarde

Los estrógenos empezarán a ejercer sus efectos de detención de la pérdida de masa ósea en cualquier momento que inicie el tratamiento y siempre que lo siga regularmente después de la menopausia, por lo que nunca es demasiado tarde para beneficiarse de sus efectos. Incluso las mujeres octogenarias o nonagenarias pueden beneficiarse del tratamiento de sustitución hormonal prescrito para evitar que la osteoporosis avance. Y en ocasiones obtendrán beneficios adicionales con los medicamentos alternativos que evitan la pérdida de masa ósea, descritos previamente en este capítulo.

Este libro no se ha escrito con la intención de convencerla de que siga un tratamiento de sustitución hormonal si, por alguna razón decide no seguirlo. Su objetivo es proporcionarle unos conocimientos sobre un hecho demostrado: no se dispone de ningún medicamento que preserve su masa ósea como los estrógenos. Si no los necesita, mejor. Si los necesita, no tenga miedo y empiece ya el tratamiento.

Capítulo 11

¿Conservan los estrógenos la piel siempre joven?

Sin duda, los estrógenos no son el elixir de la juventud y usted no se conservará joven para siempre. No puede detener el reloj biológico o modificar los efectos del envejecimiento normal o de la exposición excesiva al sol sobre la piel, pero *puede* retrasar los cambios que se deben específicamente a la pérdida de estrógenos. Puesto que la piel es más gruesa, conserva más humedad, más sebo y es más flexible, las mujeres que siguen un tratamiento de sustitución hormonal tienen tendencia a parecer más jóvenes.

Considere este beneficio adicional del tratamiento con estrógenos, ya que sin duda no le recomendamos que los tome exclusivamente por esta razón. Después de todo, las hormonas son medicamentos y todavía no disponemos de información completa sobre las mismas. Sin embargo, si sigue un tratamiento de sustitución hormonal por razones válidas, su piel mejorará como consecuencia.

Historia natural de la piel

Con el paso de los años, la piel, una membrana protectora dura, que es el órgano mayor del cuerpo, pierde gradualmente su grosor, el contenido de humedad y la lubricación. Se vuelve más seca, áspera, menos resistente y más laxa. Su producción de sebo y la capacidad para sudar disminuyen junto con el riego sanguíneo. Al mismo tiempo, la estructura de soporte subyacente se debilita a medida que el tejido adiposo subcutáneo disminuye, el tejido muscular pierde masa y firmeza, la elastina se vuelve menos resistente y disminuye el número y densidad de las fibras de colágeno. La capacidad de las células para renovarse disminuye hasta que, a los sesenta años, estas células necesitan el doble de tiempo que cuando era más joven para ser reemplazadas.

Y todavía pueden enumerarse muchos otros efectos deletéreos del envejecimiento. La piel pierde gradualmente sus células pigmentadas protectoras (es la razón de que su piel ya no se broncee con tanta facilidad), la piel se vuelve más fina y las paredes de los vasos sanguíneos superficiales se vuelven más frágiles (razón por la cual son más frecuentes las magulladuras y morados y la rotura de venas), los procesos de curación no son tan eficaces como antes (y por ese motivo las heridas tardan más tiempo en cicatrizar), y la piel regula con menos eficacia la temperatura corporal, causa por la que siente escalofríos con más facilidad.

La exposición al sol, el enemigo número uno de la piel, acelera el proceso de envejecimiento cronológico deteriorando su respuesta inmune y destruyendo las glándulas sebáceas, el colágeno y las fibras elásticas. Se calcula que un 80 % de todos los signos visibles del envejecimiento y el 90 % de los cánceres cutáneos están provocados por el sol.

El tabaquismo acelera el envejecimiento debido a la disminución de la luz de los vasos sanguíneos y del suministro de oxígeno a la piel, a través de la circulación sanguínea. También contribuyen una dieta drástica, los cambios bruscos de peso y las agresiones medioambientales, como temperaturas extremas, una baja humedad y la contaminación atmosférica.

Papel de los estrógenos

Los estrógenos también desempeñan un papel significativo en la determinación de lo bien que envejece su piel con el paso de los años. A pesar de que el tratamiento de sustitución hormonal no moderará los cambios que simplemente se deben a que está envejeciendo o los que se producen como consecuencia de agresiones externas como la exposición al sol o a un ambiente muy frío, contribuirá a la desaparición de los cambios que se deben específicamente a la pérdida de estrógenos.

Los estrógenos son parcialmente responsables de la distribución de la grasa subcutánea, la capa de tejido adiposo localizada justo debajo de la epidermis que proporciona un soporte interno, firmeza y resistencia. Los estrógenos contribuyen a conservar el agua en los tejidos estimulando la producción de ácido hialurónico que conserva el agua y un mayor contenido de humedad extracelular. Además, potencian la producción de sebo y la formación de colágeno, el tejido conectivo que conserva el espesor y firmeza de la piel.

Por todas estas razones, su piel manifiesta los efectos de la pérdida de estrógenos a medida que su producción disminuye lentamente, en especial en los primeros años después de la menopausia.

Todo el mundo es diferente

Algunas mujeres afortunadas heredan una piel maravillosa que sigue siendo firme y lisa a pesar del paso de los años, si no la han maltratado. En general, estas mujeres son las que, además de haber evitado las exposiciones excesivas al sol, no experimentan una disminución súbita y rápida de estrógenos en el momento de la menopausia y durante la mayor parte de sus vidas continúan produciendo cierta cantidad de hormona, sobre todo a partir de las glándulas suprarrenales y de las células adiposas.

Las mujeres que tienen una menopausia tardía también suelen tener una piel mejor que las mujeres cuya producción de estrógenos cesa precozmente. Dado que disponen de un mayor número de años de una producción abundante de estrógenos, habitualmente su piel es más firme aun cuando no sigan un tratamiento de sustitución hormonal y tienen tendencia a parecer más jóvenes que las otras mujeres. De hecho, de acuerdo con un estudio británico reciente, el estado de la piel se correlaciona más estrechamente con el número de años que la mujer ha pasado sin estrógenos que con la edad que tiene.

Habitualmente las mujeres con algunos kilos de más parecen más jóvenes después de la menopausia no sólo porque su cantidad adicional de grasa «ahueca» su piel sino porque normalmente continúan produciendo cierta cantidad de estrógenos a través del tejido adiposo.

¿Cuáles son los efectos del tratamiento de sustitución hormonal?

Para que produzca efectos óptimos sobre su piel, es preciso que inicie el tratamiento poco después de la menopausia porque, al igual que los huesos, las modificaciones de la piel son más rápidas durante los primeros años. Sin embargo, empiece cuando empiece, probablemente notará cierto grado de mejora. Aunque, como ya se ha mencionado previamente, los suplementos de estrógenos no pueden modificar los efectos del envejecimiento genético o los efectos deletéreos del sol, pueden contribuir a retrasar los cambios debidos a la pérdida de estrógenos y mejorar su piel añadiendo más grasa, humedad, sebo y colágeno.

La grasa subcutánea adicional estimulada por los estrógenos hace que la piel esté un poco más tirante, al mismo tiempo que el aumento de la producción de sebo impide que sea una piel tan seca como lo sería de otro modo. Al mismo tiempo, la capacidad para conservar más colágeno mejora el espesor y la firmeza de la piel. De hecho, algunos investigadores británicos han puesto de manifiesto que el grosor de la piel de una mujer de casi sesenta años que no toma estrógenos es la mitad que el de mujeres de la misma edad que siguen un tratamiento de sustitución hormonal.

Sin embargo, para algunas mujeres que toman estrógenos a dosis altas se ha identificado un efecto secundario cosmético adicional. El tratamiento hormonal en ocasiones provoca un aumento de la pigmentación, un ligero oscurecimiento de la piel aquí y allí, que puede ser irreversible. Este efecto es excepcional a las dosis habituales administradas en el tratamiento de sustitución hormonal, pero si lo nota, consulte a su médico. Su elección es reducir la dosis de estrógenos, con la aprobación de su médico, o abandonar el tratamiento.

Sugerencias sensatas para su piel

Unos cuidados adecuados de la piel suponen una gran diferencia en el aspecto que tiene la piel y en los años que persiste este aspecto saludable. Con independencia de que siga o no un tratamiento de sustitución hormonal, es preciso que tome una serie de medidas para que su piel tenga un aspecto más joven y lozano.

- En primer lugar, no se exponga al sol. El sol es el mayor enemigo de la piel y los efectos deletéreos que produce no se invierten significativamente. Cuanto más se exponga al sol, más envejecerá su piel. Cuando no pueda evitar la exposición solar, utilice un filtro solar con un factor de protección solar (FPS) como mínimo de quince.

- Trate de que su entorno sea razonablemente húmedo. Si vive en un clima seco, un humidificador autoesterilizador es una inversión sensata.
- Utilice una crema hidratante para disminuir la pérdida de agua de la superficie de la piel. Aplíquela en la piel húmeda justo después de bañarse.
- Nutra su piel con regularidad, una vez más, mejor si su piel está bien hidratada. La vaselina, cualquier tipo de aceite, margarina vegetal o una crema con una base de aceite son muy eficaces. Cuanto más grasa, mejor.
- Lávese con agua templada, nunca caliente, evitando el jabón todo lo posible. Si desea enjabonarse utilice un jabón no perfumado, suave o un sustituto del jabón. Tanto el jabón como el agua caliente tienen tendencia a eliminar la barrera de sebo natural que lubrica su piel.
- Beba líquidos en abundancia, de preferencia agua, que es buena para todo el cuerpo incluyendo su piel.
- Evite todos los factores y circunstancias que deshidratan la piel como el alcohol, la cafeína, los diuréticos, el aire seco y las saunas.
- Practique alguna forma de ejercicio enérgico. Una circulación saludable produce la llegada de mayor cantidad de sangre a la piel y los músculos tonificados contribuyen a redondear sus curvas.
- Utilice cosméticos con una base de aceite y evite los productos perfumados para la piel.
- Aumente el consumo de vitamina C.

Utilice más cremas y lociones

Se han desarrollado cremas de uso tópico que contribuyen a luchar contra las arrugas finas, las manchas y otros cambios de la piel causados por el paso de los años y el sol. Estas cremas son la tretinoína y los ácidos alfa-hidroxi, sustancias fabricadas a partir de fuentes naturales. En la actualidad estos ácidos se añaden a numerosas cremas cosméticas pero sólo son realmente eficaces en concentraciones más altas disponibles a través de la prescripción o la consulta a un dermatólogo.

Los estrógenos y el vello corporal

Cuando una mujer deja de producir estrógenos, tiene tendencia a perder el vello de las piernas, el axilar y el del área púbica. En ocasiones, quizás cinco o diez años después de la menopausia, desarrolla vello en la cara y el cuerpo, donde nunca había crecido previamente y, sin ninguna duda, no es bienvenido, en especial porque con frecuencia es oscuro y grueso.

Todo esto se debe a que el vello corporal se encuentra bajo el control de las hormonas femeninas. En algunas mujeres los folículos pilosos son excesivamente sensibles a los andrógenos (las hormonas masculinas) que todas las mujeres producen normalmente, una tendencia que se pone de manifiesto después de la menopausia cuando los andrógenos tienen mayor influencia porque carecen de la oposición por parte de los estrógenos. La consecuencia es que su vello corporal tiene tendencia a desarrollarse en un patrón más masculino.

El tratamiento de sustitución hormonal puede conferir efectos beneficiosos sobre el vello facial y corporal, deteniendo de inmediato el nuevo crecimiento. Una alternativa es la espironolactona, un diurético suave, que puede bloquear el crecimiento de vello de la cara y el cuerpo mientras se utiliza. No obstante, la FDA todavía no ha aprobado su utilización para esta indicación. Naturalmente, otra alternativa es la electrólisis.

Los estrógenos y el cabello

A pesar de que el número de cabellos disminuye gradualmente para todas las mujeres a medida que envejecen, algunas mujeres experimentan una pérdida hereditaria del cabello (alopecia) con un notable adelgazamiento del cabello que ya no puede invertirse. Si lo ha observado, échele la culpa a sus genes y tenga en cuenta que las hormonas no le devolverán el pelo que tenía antes.

El tratamiento de sustitución hormonal apenas produce efectos sobre el adelgazamiento del cabello, a pesar de que puede mejorar su grosor y retrasar el ritmo de la pérdida. En la actualidad, el único medicamento aprobado por la FDA para tratar la «alopecia de patrón masculino» es el minoxidilo. Aplicado dos veces cada día en el cuero cabelludo, es eficaz mientras se utiliza, y en ocasiones estimula cierto grado de crecimiento.

Capítulo 12

Histerectomía, ovariectomía y menopausia instantánea

Muchas mujeres no saben qué es exactamente una histerectomía, una intervención quirúrgica que, después de la cesárea, es la segunda intervención más frecuente en Estados Unidos (más de una de cada tres mujeres de más de sesenta años ha sido sometida a una histerectomía). Estas mujeres no saben exactamente en qué consiste la intervención y cómo puede afectar a la menopausia este acontecimiento, a su producción de estrógenos y al resto de su vida. En este capítulo describiremos este tratamiento quirúrgico y trataremos de aclarar algunos conceptos erróneos muy frecuentes.

Qué ocurre cuando una mujer se somete a una histerectomía

Cuando una mujer se somete a una histerectomía, se le extirpa el útero incluyendo el cuello uterino (o una parte del cuello uterino). El cuello uterino es la parte del útero que forma su base y se hace cada vez más estrecha de arriba abajo hasta un pequeño orificio o abertura que lo une con la vagina. En la histerectomía, los ovarios permanecen intactos. Por consiguiente, si todavía no ha tenido la menopausia, sus ovarios continuarán produciendo estrógenos y no tendrá ningún síntoma típico en este momento. Tendrá la menopausia en el mismo momento en que la hubiera tenido sin la histerectomía o quizás un poco antes. Sin embargo, no tendrá la menstruación ni podrá quedarse embarazada.

El escenario es muy diferente cuando le extirpan los ovarios y las trompas de Falopio. Esta intervención quirúrgica se conoce con el nombre de ovariectomía y se lleva a cabo al mismo tiempo que una histerectomía. Cuando una mujer pierde los ovarios antes de la menopausia, experimentará una menopausia instantánea y absoluta. Sin los ovarios, no secretará más estrógenos (ni testosterona), excepto la pequeña cantidad producida en las glándulas suprarrenales y en el tejido adiposo, y dejará de tener la menstruación. Tampoco podrá quedarse embarazada. Y probablemente experimentará síntomas instantáneos (al cabo de un día o dos de la intervención), mucho más intensos y de larga duración que después de una menopausia natural, debido a la disminución súbita de los estrógenos. En realidad, cuanto más joven es una mujer en el momento de la cirugía, peores son los síntomas y más prolongados.

En ocasiones se llega a un compromiso y sólo se extirpa uno de los ovarios. Siempre que el otro ovario siga siendo funcional, no experimentará ninguno de los síntomas descritos previamente porque el ovario restante continúa produciendo hormonas hasta llegar a la menopausia natural.

Si ha tenido la menopausia antes de la intervención, la pérdida de los ovarios no provoca síntomas tan espectaculares, pero significa que dejará de gozar de los beneficios de los estrógenos y la testosterona residuales que todavía sigue produciendo. Sin embargo, probablemente no experimentará sofocos o los otros síntomas menopáusicos, aunque en ocasiones harán una breve aparición. Si se presentan síntomas, la razón es que ha continuado produciendo una pequeña cantidad de estrógenos a partir de los ovarios, aunque no la cantidad suficiente para estimular la ovulación y la menstruación.

Con frecuencia, la histerectomía (extirpación del útero) y

la ovariectomía (extirpación de los ovarios) se llevan a cabo al mismo tiempo, y la mayoría de la gente, médicos incluidos, hacen referencia al procedimiento quirúrgico como una histerectomía, aunque en este caso representa mucho más, ya que se acompaña de una ovariectomía. La utilización incorrecta de los términos es responsable de esta confusión. Está claro que se requiere un nuevo término para describir esta doble intervención.

Cuando solamente se extirpa el útero, se preserva la función de los ovarios. Disponen de su propio suministro de sangre y continúan funcionando. Sin embargo, si el útero se extirpa a una edad relativamente joven, la menopausia con frecuencia aparece más precozmente de lo que habría aparecido de otro modo, en ocasiones en varios años, probablemente porque parte de la circulación sanguínea se ha comprometido durante la intervención quirúrgica.

Mientras tanto, los ovarios continúan produciendo y liberando óvulos cada mes, a pesar de que estos óvulos no pueden ser depositados en un útero que no existe para una posible fecundación. En lugar de ello, son expulsados a la cavidad abdominal donde se absorben rápidamente y sin efectos perjudiciales.

El examen pélvico sigue siendo esencial

Muchas mujeres suponen que, al haber perdido su útero, no existe ninguna razón para someterse a revisiones pélvicas regulares. Sin embargo, los exámenes sistemáticos siguen siendo esenciales. Si sigue conservando los ovarios, es preciso que el médico efectúe revisiones periódicas de los ovarios y de las trompas de Falopio. E incluso si le han extirpado los ovarios, debe someterse a una revisión vaginal, incluyendo un frotis de

Papanicolau y un examen de las mamas al menos una vez al año. Además, en el clima social actual, entre mujeres de todas las edades y circunstancias, las enfermedades de transmisión sexual, desde las infecciones por *Chlamydia* –a menudo asintomáticas– hasta el sida (síndrome de la inmunodeficiencia adquirida) son cada vez más frecuentes.

¿Por qué una histerectomía?

Alrededor de un tercio de todas las histerectomías se llevan a cabo debido a la presencia de fibromas de gran tamaño, unos tumores musculares no malignos (no cancerosos) del útero que pueden provocar una hemorragia aguda, presión sobre otros órganos y en ocasiones un dolor intenso. No obstante, la mayoría de las mujeres con fibromas carecen de síntomas y no son conscientes de su presencia hasta que su ginecólogo los detecta durante un examen pélvico. Los fibromas rara vez se vuelven malignos. Por consiguiente, la opinión actual es que los fibromas benignos, sin que importe su tamaño, sólo deben tratarse si los problemas que provocan llegan a ser intolerables o graves.

Una histerectomía no cura los fibromas, a pesar de que, dado que su crecimiento depende de los estrógenos, dejarán de crecer o incluso se reducirán de tamaño cuando la producción de estrógenos disminuya en el momento de la menopausia. Cuando se extirpan mediante una miomectomía, una intervención quirúrgica que escinde los tumores sin extirpar el útero, tampoco es una garantía de que más tarde no se desarrollará otro.

Para las mujeres que están muy cerca de la menopausia, está disponible otro tratamiento para los fibromas que provocan síntomas problemáticos. Pueden ganar tiempo tomando un medicamento que interrumpe la producción de estrógenos por parte de los ovarios y crea una menopausia artificial hasta que se produce la menopausia natural. Sin el estímulo de los estrógenos, los fibromas disminuyen de tamaño.

El tratamiento de sustitución hormonal después de la menopausia rara vez da lugar al crecimiento de los fibromas porque la dosis es demasiado baja, a pesar de que el tratamiento impide que disminuyan de tamaño. Si es usted una mujer afectada por fibromas que son voluminosos y le da miedo que el tratamiento de sustitución hormonal pueda aumentar su tamaño, pero realmente necesita la ayuda de los estrógenos, siempre puede probarlos y ver qué pasa.

Otras razones para llevar a cabo una histerectomía incluyen las infecciones de gravedad, la endometriosis, adenomiosis, y, por supuesto, el cáncer. Una hiperplasia, una proliferación excesiva de la mucosa endometrial, con frecuencia precipita el tratamiento quirúrgico por el temor de que se desarrolle un cáncer. En algunos casos, incluso se confunde con un cáncer. No obstante, una hiperplasia simple rara vez es una razón válida para llevar a cabo una histerectomía, ya que casi invariablemente será tratada de manera satisfactoria con progesterona.

Las histerectomías no son la única respuesta a muchos otros problemas y las mujeres que expresan su preferencia de no someterse a la intervención tienen mayores posibilidades de evitarla. Con frecuencia, sus médicos lo reconsideran y sugieren tratamientos alternativos, siendo los médicos más jóvenes con una formación reciente los que menos probablemente recomiendan la intervención.

¿Conserva los ovarios?

Es importante saber si ha sido sometida sólo a una histerectomía o también a una ovariectomía. En otras palabras, si posee uno o ambos ovarios. Muchas mujeres no lo saben y habitualmente suponen que se les ha extirpado «todo». Las mujeres cuyos ovarios siguen intactos después de una histerectomía antes de la menopausia con frecuencia se sienten sorprendidas años más tarde cuando la producción de estrógenos disminuye y empiezan a experimentar síntomas menopáusicos.

Con los ovarios (o un ovario), puede prever que tendrá la menopausia en torno al momento en que normalmente la habría tenido, o quizás un poco antes, con los síntomas menopáusicos típicos.

Además de evitarse la sorpresa cuando empieza a sufrir sofocos mucho después de una histerectomía, existe otra buena razón para saber si le han extirpado los ovarios. Cuando visita a un médico por primera vez, es necesario que le proporcione una historia médica completa de modo que pueda poner al médico sobre aviso de problemas como quistes o un aumento de tamaño o una infección de los ovarios.

Si no conoce su estado interno, solicite a su antiguo médico una fotocopia de sus archivos o bien un informe quirúrgico en el hospital. De lo contrario, su médico la someterá a una ecografía para comprobar si todavía conserva los ovarios. Si aún se encuentra en una edad fértil, otra técnica de detección es un análisis de sangre de la FSH. Si los niveles sanguíneos de FSH son bajos, esto indica que conserva unos ovarios funcionantes.

Tomar una decisión sobre los ovarios

Habitualmente la situación es la siguiente: si tiene más de cuarenta o cuarenta y cinco años, le extirpan los ovarios junto con el útero porque, a pesar de que están sanos, su médico decide que ya no los necesita más o no por mucho tiempo. Se está acercando a la menopausia o ya tiene la menopausia. Así pues, el médico le sugiere: ¿por qué no eliminar la posibilidad de un futuro cáncer de ovario, una enfermedad mortal que no produce signos premonitorios precoces?

Pero en contra de este argumento hay que decir que la incidencia de cáncer de ovario es muy baja, sólo de alrededor del 2 %. Es preciso sopesar este riesgo frente a los efectos drásticos ·de la pérdida de la función ovárica.

Usted es la única que puede tomar la decisión de someterse a la extirpación de los ovarios si durante la intervención para una histerectomía se demuestra que son normales, tenga la edad que tenga. Es *usted* quien tiene que correr el riesgo de padecer este tipo de cáncer raro.

Se dispone de buenos argumentos a favor y en contra. Muchos especialistas consideran que es mejor extirpar unos ovarios sanos si una mujer ya tiene la menopausia, porque suponen que «apenas tienen una utilidad». Sin embargo, incluso después de la menopausia, los ovarios continúan produciendo *cierta cantidad* de estrógenos y andrógenos, en ocasiones durante años, y algunas mujeres producen cantidades significativas durante diez o veinte años después de la menopausia. Estos niveles de estrógenos protegen sus arterias, sus huesos, su piel y su vagina. Por esta razón, debe sopesar los beneficios frente a los riesgos.

Otra cuestión es extirpar unos ovarios sanos *antes* de la menopausia cuando todavía producen grandes cantidades de estrógenos. Incluso a los cuarenta y cinco o cincuenta años, puede disponer de algunos años por delante antes de la llegada de la menopausia. Por consiguiente, piénselo cuidadosamente. Acabar con su principal suministro de estrógenos, en especial de esta manera súbita, es un paso importante debido a los cambios degenerativos que se desarrollarán en todo su cuerpo si no sigue de inmediato un tratamiento de sustitución hormonal.

Si desea tener la oportunidad de que sus ovarios sigan siendo saludables, y las mujeres que no se someten a una histerectomía *tienen* esta oportunidad, tomará la decisión de conservarlos. Considere la recomendación de su ginecólogo, solicite una segunda opinión y recuerde que tiene otras opciones.

Revisión de los niveles sanguíneos de la FSH

Una forma de contribuir a tomar la decisión sobre la ovariectomía es someterse a un análisis de sangre para conocer los valores de la FSH (véase el capítulo 7). Si los niveles de la FSH son altos, probablemente tendrá la menopausia dentro de un año aproximadamente. Si no son altos, dispone todavía de años por delante de una buena producción de estrógenos. Pregunte a las mujeres de su familia cuándo tuvieron la menopausia. Si por ejemplo, su madre la tuvo a los cincuenta y ocho años y usted tiene en este momento cuarenta y seis, es fácil que decida que la perspectiva de doce años más por delante produciendo estrógenos supera el pequeño riesgo de posibles problemas del ovario.

Sin embargo, decida lo que decida, el cirujano solicitará su consentimiento informado para extirparle los ovarios durante la intervención si comprueba que no están bien. Sin esta autorización, se enfrentará a una segunda intervención al cabo de pocas semanas.

¿Es necesario un tratamiento de sustitución hormonal?

El tratamiento de sustitución hormonal no es necesario después de la extirpación de los ovarios antes de la menopausia, pero sin duda es recomendable porque simplifica mucho la vida de la mujer. Es probable que sin los estrógenos experimente síntomas muy intensos. Por esta razón, muchas mujeres siguen dicho tratamiento y son pocos los médicos que no están de acuerdo. Hoy en día, es habitual que una mujer siga este tratamiento sin problemas.

La otra desventaja importante de perder los ovarios antes de tiempo es que dispondrá de años adicionales de vida sin los beneficios de los estrógenos, más tiempo para desarrollar las consecuencias de la deficiencia de estrógenos, incluyendo la osteoporosis, problemas sexuales y un riesgo significativamente mayor de enfermedades cardíacas y de las arterias coronarias. Con el tratamiento de sustitución hormonal evitará estas consecuencias devastadoras.

La terapia hormonal suele continuarse durante al menos cinco años después de la cirugía (lo que se considera un tratamiento a corto plazo) o hasta que la mujer decide abandonarla. Si toma esta decisión, interrúmpala gradualmente porque de lo contrario experimentará los mismos síntomas. El cáncer de ovario no descarta necesariamente la utilización de un tratamiento de sustitución hormonal.

Obviamente, si le han extirpado el útero, no es necesario que tome progesterona.

Si no puede tomar estrógenos, deberá afrontar los síntomas de la deficiencia de estrógenos como los sofocos y los cambios corporales atróficos con estrategias alternativas.

Véase el capítulo 6 para algunas sugerencias.

Capítulo 13

Doctor, ¿es normal que...?

Es una idea excelente conocer hasta un grado suficiente el propio cuerpo para darse cuenta de si está ocurriendo algo diferente o quizás anómalo. Durante la perimenopausia y algunos años después de la menopausia, esto en ocasiones es difícil, ya que su cuerpo está cambiando y es posible que no sepa lo que es normal y lo que no lo es.

Por esta razón, cuanta mayor información tenga sobre la menopausia, mejor. Ésta es una época en la que la mujer tiene tendencia a preocuparse de su salud, no sólo debido a los cambios físicos, a la menstruación irregular y a las sensaciones extrañas sino porque para la mujer la menstruación siempre ha simbolizado una buena salud femenina.

Por muchas razones, es importante que un médico competente y bien informado lleve a cabo con regularidad una exploración y que la mujer informe al médico siempre que tenga una indicación de que algo va mal o es diferente.

Menstruación abundante: vaya al médico

En la perimenopausia las mujeres a menudo tienen una menstruación abundante, quizás acompañada de coágulos, muy parecida a una hemorragia menor. ¿Es normal? Sí. ¿Ha de pasarse por alto? No.

Aunque la menstruación abundante se debe casi con seguridad a los cambios hormonales, siempre existe la pequeña posibilidad de que la causa sea otra, ya que es la época más frecuente de una proliferación anómala de la mucosa endometrial, es decir una hiperplasia, un proceso que no debe pasarse por alto.

Su médico puede evaluar y tratar fácilmente el estado de su endometrio. Si ha desarrollado una hiperplasia, dos o tres meses de tratamiento con progesterona estimularán la descamación de la mucosa endometrial que ha proliferado. Si la menstruación se normaliza, sabrá que la hemorragia abundante se debía a que no ovulaba o producía su propia progesterona.

Sin embargo, si la menstruación no se normaliza, se considerará anómala y es esencial una investigación adicional.

Menstruación imprevista: vaya al médico

Si tiene hemorragias o un manchado *en cualquier momento* diferente del de la menstruación o los miniperíodos menstruales estimulados por el tratamiento de sustitución hormonal (véase el capítulo 7), considere una vez más que es anormal e informe de inmediato a su médico.

Una hemorragia imprevista puede estar causada por una hiperplasia, pólipos (pequeños tumores benignos), fibromas (la causa más frecuente de una hemorragia imprevista), u otros problemas incluyendo el cáncer. En ocasiones, una mujer que no sigue un tratamiento con estrógenos puede experimentar un manchado debido a una vaginitis atrófica, cuando la mucosa vaginal es tan fina, está casi en carne viva y es tan irritable, que sangra con facilidad, en especial después del coito.

Después de que la menstruación ha cesado durante alrededor de seis meses, cualquier hemorragia nueva (excepto la minimenstruación regular inducida por el tratamiento de sustitución hormonal) significa que debe ir al médico para someterse a otro examen para estar segura de que todo está bien. Esta revisión es aconsejable, aunque es posible y normal que su menstruación reaparezca incluso después de tantos meses sin menstruar. Consulte a su médico si tiene una hemorragia a intervalos inferiores a tres semanas.

Exámenes del endometrio

Su ginecólogo dispone de varias modalidades para evaluar el estado de la mucosa uterina. A continuación se describen los exámenes habituales.

- **Frotis de Papanicolau**. En esta prueba de detección rápida se procede a un raspado de una muestra de células de la parte inferior del cuello uterino (la parte inferior del útero) y de la parte superior de la vagina; se extiende en un porta de cristal y se remite a un laboratorio para un examen minucioso bajo el microscopio. El frotis de Papanicolau puede dar una sensación de seguridad cuando los resultados del examen son negativos, pero es una seguridad falsa porque el frotis solamente examina células cervicales y vaginales. *No* es una prueba fiable del estado del endometrio.

- **Prueba de provocación con progesterona**. Para examinar el endometrio antes de la menopausia, le administrarán progesterona por vía oral (no estrógenos), habitualmente en dosis de 10 mg al día a lo largo de siete días durante uno o dos meses consecutivos. Si la progesterona regula los períodos perimenopáusicos, regularizándolos y normalizando el flujo y el momento en que aparece la hemorragia, es una excelente indicación de que la mucosa endometrial es normal.

Si ya ha tenido la menopausia y no presenta una hemorragia vaginal después de tomar 10 mg al día de progesterona por vía oral durante doce días, es poco probable que la mucosa endometrial haya proliferado o, en otras palabras, que experimente una hiperplasia. Si tiene una hemorragia y la biopsia endometrial pone de manifiesto una hiperplasia simple, el tratamiento con progesterona durante dos o tres meses la invertirá casi invariablemente. Si se detectan células atípicas (hiperplasia compleja) necesitará una evaluación adicional, probablemente un legrado y un curetaje.

- **Biopsia endometrial**. Es un procedimiento que se lleva a cabo en la consulta y que ha reemplazado casi por completo a la dilatación y curetaje, antiguamente el único medio de obtener una muestra de la mucosa endometrial. Se inserta un catéter delgado o una pipeta en la vagina y se pasa a través del cuello uterino hasta el útero. Después, a través de una aspiración se obtienen células endometriales que un patólogo examinará con el microscopio en busca de un número anómalo o excesivo de células. La biopsia, una técnica que sólo requiere unos minutos, no suele ser dolorosa, a pesar de que experimentará algunos espasmos. Puede minimizarlos tomando dos comprimidos de medicamentos antiprostaglandinas, una o dos horas antes.

- **Ecografía transvaginal**. Esta técnica no invasiva es un excelente método de detección para determinar el grosor del endometrio, aunque no recupera células para un examen microscópico. Si el endometrio no ha proliferado en exceso y por consiguiente es fino, el médico le indicará que no detecta hiperplasia. Si de lo contrario es grueso, se investigará adicionalmente con una biopsia endometrial.

- **Dilatación y curetaje (D y C)**. Esta intervención menor de quince minutos de duración suele practicarse en el hospital bajo anestesia general. Nunca se lleva a cabo sistemáticamente, sino que es el paso siguiente cuando se detectan células anómalas en el tejido recuperado con la biopsia. En ocasiones, también se requiere una dilatación y curetaje cuando el útero está aumentado de tamaño, la hemorragia es aguda o persistente y el cuello uterino es demasiado estrecho para admitir la pipeta, se sospechan pólipos o a través de la aspiración no se obtiene la cantidad suficiente de tejido. Se dilata el cuello uterino y se utiliza una cucharilla o legra para raspar y eliminar la mucosa endometrial. Las muestras de tejido se remiten al laboratorio para un examen.

Encontrar al médico apropiado

La mayoría de las mujeres invierten mucho más tiempo y energía en comprarse un nuevo automóvil o en comprarse un abrigo que el que invierten en buscarse un médico. Sin embargo, escoger al médico apropiado es mucho más importante que casi cualquier otra decisión que tenga que tomar alguna vez. Puede llegar un momento crítico en el que su futuro esté en manos de esta persona y no dispondrá de tiempo para descubrir si su elección ha sido correcta. Si es usted como la mayoría, habitualmente sólo visitará a un médico cuando tenga un problema y en ese momento usted y su médico pueden ser dos perfectos desconocidos. Si no ha establecido una relación o ha tenido la oportunidad de verificar las referencias de esta persona no puede estar segura de que está obteniendo el mejor tratamiento.

La mayoría de las mujeres encuentran a su nuevo médico a través de las recomendaciones de amigos o familiares. Si sus amigos o familiares son el tipo de persona que investiga sus elecciones detenidamente, perfecto. Pero habitualmente encuentran a un médico a través del primo del vecino de al lado al que influyó su peluquera. Es más seguro no basarse exclusivamente en estas referencias. Es una decisión importante.

Al igual que haría para comprarse un automóvil, investigue qué médico es mejor. Habitualmente es mejor escoger un médico que le haya recomendado otro médico en el que tenga confianza. Haga preguntas, solicite la opinión de otros pacientes, hable con sus amigos y compruebe sus referencias. Y en el caso de un especialista, es imprescindible que disponga del título. Otra estrategia es que llame o escriba al director médico del mejor hospital de la región donde vive y solicite una recomendación.

Cuando disponga de la recomendación, su decisión debe esperar a una investigación adicional. Asegúrese de que el médico ejerce su labor en un hospital bien situado, competente y acreditado. Acto seguido, considere una entrevista con el médico antes de convertirse en su paciente. Puede ser un profesional excelente pero pésimo en relaciones humanas. Es preciso que encuentre a un médico que le proporcione lo que necesita. Algunas mujeres necesitan que se les diga lo que tienen que hacer, mientras que otras desean compartir la toma de la decisión de su tratamiento. La relación debe ser cómoda, una relación que la satisfaga tanto desde un punto de vista intelectual como emocional.

Ha de poder hablar con su médico, confiar en él y abordar los temas más delicados. No ha de tener la sensación de que la apremia para terminar la visita antes de haberle planteado todas las preguntas que desea y de haber recibido todas las respuestas satisfactorias. Necesita una persona que le escuche, que no sea demasiado autoritaria ni excesivamente despreocupada, que no se sienta ofendida por preguntas extrañas u opiniones firmes. Esto es especialmente importante en el momento de la menopausia, porque el médico puede tener opiniones sobre la misma que no coincidan con las suyas. Puede haber pasado por la experiencia de la menopausia con cientos de mujeres, pero *usted* no.

Después de haber escogido a su nuevo médico, recuerde que no está casada con él y no necesita un divorcio si la relación no es buena. Si considera que no está obteniendo el mejor tratamiento o que existe un problema de comunicación, no regrese a la consulta. Lleve a cabo una nueva búsqueda y encuentre a alguien que se adapte mejor a usted.

¿Necesita un ginecólogo?

Cualquier mujer, en especial después de los cuarenta años, debe someterse a un examen pélvico completo como mínimo una vez al año y cada seis meses si sigue un tratamiento de sustitución hormonal. Muchos médicos generales e internistas pueden llevar a cabo este examen, pero si observan un problema en general remiten a la paciente a un ginecólogo.

Sin embargo, en general es mejor disponer de un médico de familia o internista al que puede visitar una vez al año para una revisión médica y un ginecólogo al que visitará como mínimo una vez al año para un examen pélvico, con independencia de que tenga o no un problema. Un ginecólogo es un médico especialista en la salud de la mujer y en el sistema reproductor femenino. Este especialista ve muchos casos de hiperplasia endometrial, infecciones vaginales, problemas sexuales, bultos en el pecho y habitualmente dispone de mayores conocimientos sobre la menopausia, síntomas menopáusicos, atrofia vaginal y tratamiento de sustitución hormonal. Y lo que es más importante, se mantendrá más al día de los progresos más recientes en este complejo campo que cambia constantemente.

En algunos casos el ginecólogo o internista le recomendará una consulta con un endocrinólogo de la reproducción, un médico con una formación en medicina interna o ginecología, y con estudios de subespecialidad en hormonas femeninas. En general no visitará a un endocrinólogo sistemáticamente sino

sólo cuando experimente algún tipo de disfunción hormonal.
Si su médico no le recomienda una consulta pero usted experimenta problemas graves, tiene dudas de cómo debe tratarse
su caso o cree que necesita la opinión de un endocrinólogo,
consulte a este profesional por su cuenta.

Capítulo 14

Luche. Se trata de su cuerpo

En este libro hemos tratado de responder a todas las preguntas sobre la menopausia y el tratamiento de sustitución hormonal, proporcionando a la lectora información sobre los acontecimientos y cambios corporales que ocurren durante la menopausia, ideas falsas, la historia y la ciencia, las compensaciones y las alternativas de modo que pueda tomar su propia decisión con respecto a lo que está pasando en su cuerpo y la conducta que desea seguir. Es probable que viva otros treinta, cuarenta o incluso cincuenta años después de la menopausia, y lo que elija puede representar una notable diferencia en la calidad de vida de estos años. En realidad, es una de las decisiones más importantes con respecto a la salud que tomará jamás.

No es necesario que sufra

La menopausia no es una enfermedad y, por consiguiente, «no ha de curarse». Es un período fisiológico natural y normal de la vida, pero cuando se convierte en una fase difícil, no tiene sentido que no busque ayuda. Si tiene problemas debidos a síntomas menopáusicos o a cambios físicos, luche. Rechace aceptarlos con resignación. Es su cuerpo, y es la única que debe vivir con él y por consiguiente debe cuidar de él.

Con los problemas menopáusicos, al igual que con cualquier otro problema físico, es necesario que esté informada.

Infórmese de todas las opciones disponibles. Decida si necesita ayuda, y si es así, obténgala. Si lo desea, primero pruebe las alternativas no médicas, y si no son eficaces, recurra a un tratamiento médico.

Prepárese para la menopausia cuidando de su cuerpo, siguiendo una dieta saludable, haciendo el suficiente ejercicio, estableciendo unos buenos hábitos de vida y manteniendo una buena salud emocional. Sin embargo, en ocasiones, por muy preparada que esté una mujer, por mucha salud que tenga y ocupada que esté, por muchas vitaminas, minerales, plantas medicinales y yogures que consuma, seguirá experimentando los desagradables sofocos, palpitaciones, hormigueos en los dedos o noches sin dormir. En otras ocasiones, por mucho que se haya preparado una mujer, desarrollará una osteoporosis con las consiguientes fracturas, o bien una arteriosclerosis o una atrofia vaginal que gradualmente hará imposible el coito.

En ocasiones, necesitará ayuda para superar los problemas y tiene derecho a recibirla. En los últimos años, las opiniones han cambiado drásticamente a medida que han aumentado los conocimientos científicos sobre la salud femenina y las actitudes han mejorado. Sin que importe lo que haya oído en el pasado con respecto a la menopausia, cuando llegue el momento, examine sus opciones.

La elección es suya

Si desea seguir un tratamiento de sustitución hormonal después de la menopausia es su decisión. Es posible que no lo necesite o no desee seguirlo. Pero si lo necesita, puede estar tranquila porque es una opción inocua y eficaz. Los estrógenos no darán marcha atrás al reloj pero pueden obrar maravillas cuando una mujer necesita desesperadamente sus servicios. Si sigue el tratamiento de manera adecuada, no correrá ningún riesgo de desarrollar un cáncer; de hecho, puede proteger a la mujer frente al riesgo de cáncer. Puede seguir este tratamiento durante algunos años y más tarde abandonarlo cuando no lo necesite como alivio de los síntomas menopáusicos. Puede seguirlo durante largos años o durante el resto de su vida. Haga lo que haga, es un tratamiento sin riesgos si cumple las indicaciones de su médico al pie de la letra.

La elección es suya.

Títulos publicados:

1. **Los ataques de pánico** - *Christine Ingham*

2. **La hipertensión** - *Caroline Shreeve*

3. **La psoriasis** - *Sandra Gibbons*

4. **La osteoporosis** - *Kathleen Mayes*

5. **Las reacciones alérgicas** - *Deryk Williams, Anna Williams y Laura Croker*

6. **La bulimia** - *Barbara French*

7. **Gripe y resfriados** - *Ray Sahelian y Victoria Dolby Toews*

8. **Las migrañas** - *Christina Peterson*

9. **La fatiga crónica (fibromialgia)** *Philippe-Gaston Besson*

10. **Los estrógenos** - *Lila E. Nachtigall y Joan Rattner Heilman*